Natürlich gesund mit Heilerde

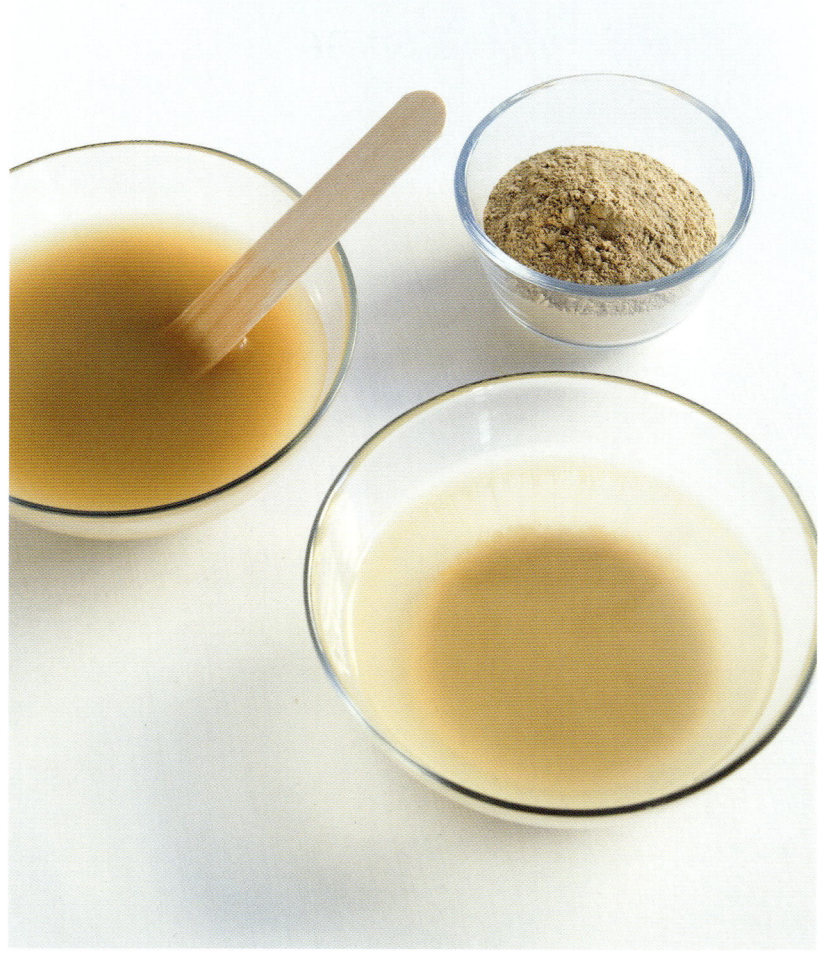

Monika Mayer

# Natürlich gesund mit
# Heilerde

AT Verlag

2. Auflage, 2010

Dieses Buch ist eine vollständig überarbeitete und
aktualisierte Neuausgabe des unter dem Titel »ABC der Heilerde« 1998
im Verlag Peter Erd, München, erschienenen Werks.

© 2008
AT Verlag, Baden und München
Lektorat: Asta Machat, München
Umschlagbild: Adrian Pabst, Gebenstorf
Fotos: Clara Tuma, Zürich
Lithos: Vogt-Schild Druck, Derendingen
Druck und Bindearbeiten: AZ Druck und Datentechnik, Kempten
Printed in Germany

ISBN 978-3-03800-383-0

www.at-verlag.ch

# Inhalt

# Einführung

Das Wissen um »heilende Erden« ist schon sehr alt. Es wurde in der Antike sehr geschätzt und von Heilkundigen wie Sebastian Kneipp, Dr. Julius Stumpf, Pastor E. Felke und Adolf Just wiederentdeckt. Durch ihre Heilerfolge ist die Heilerde nie ganz in Vergessenheit geraten. Der Beweis der Wirksamkeit wurde in neuester Zeit auch wissenschaftlich untermauert, und man muss sich nicht mehr nur auf die Aussage »Wer heilt, hat recht« stützen. Unschädliche natürliche Mittel sollten als Erstes eingesetzt werden, denn nur so kann der Körper die Krankheit wirklich überwinden. Heilerde unterstützt körpereigene Heilungsprozesse. Durch die natürliche Ausheilung lernt der Körper, wird stark und ist für eine neue Herausforderung bereit. Die zu Heilzwecken verwendete Erde ist keine beliebige Erde. Heilerde ist eine Erde aus mineralienhaltigem Urgestein (Tonerden, Gesteinsmehl und vulkanische Erden), dies im Gegensatz zu Moor, das aus Pflanzen und Tieren entsteht (vegetabile Erde). Sand, Lehm, Löss und Ton sind durch Zersetzung (Verwitterung) von Gesteinen an der Erdoberfläche entstanden. Sie haben einen schichtförmigen Aufbau und werden deshalb auch als Schichtgesteine oder Sedimente bezeichnet.

## Heilende Erden in der Vergangenheit

Heilerde liefert die Natur in nahezu gebrauchsfähigem Zustand. Vielleicht gehört sie deshalb zu den ältesten Naturheilmitteln überhaupt. Schon der Urmensch konnte beobachten, wie kranke Tiere Erde aßen und sich bei juckender Haut, Ungezieferbefall und Entzündungen im Schlamm wälzten. Das erste schriftlich festgehaltene Zeugnis von Heilerde-Anwendungen fand man auf Papyrus und Tontafeln um 3000 v. Chr. in Ägypten. Ägyptische Heilpriester nutzten die schon damals bekannte antiseptische Wirkung zur Mumifizierung der Toten.

Im antiken Griechenland war vor allem die sagenumwobene Erde der Insel Lemnos, Terra Lemnia, ein begehrtes Heilmittel bei Knochenbrüchen, Vergiftungen und sogar bei Pest.

Die schwarze Erde der Insel Samos wurde Frauen nach der Geburt als Reinigungsmittel mit Wasser zum Trinken gegeben. Hippokrates (460–ca. 377 v. Chr.) setzte verschiedene Erden (Eretria, Lamia, Kimolos) in seinem komplex aufgebauten Heilungsplan zusammen mit Kräutern und Diät ein. Er war der Erste, der das noch heute bei einigen Naturvölkern gebräuchliche »Erdessen« schriftlich festhielt.

**Das Qualitätssiegel**
Die Nachfrage nach den heilkräftigen Erden war immer größer als das Angebot. Das machte sie teuer, und Fälschungen kamen in den Handel. Um Herkunft und Reinheit zu garantieren, begann man die zu Tabletten, Kugeln und Täfelchen verarbeitete Erde mit einem Siegel und Bildern zu versehen. So wurde der Name »Siegelerde«, Terra Sigillata, geboren.

Die unterschiedliche Wirkungsweise der damals bekannten Heilerden erfasste der römische Gelehrte Plinius (23–79 n. Chr.) in seinem Werk »Historia Naturalis«.

Claudius Galenus (129–201 n. Chr.), der Leibarzt des römischen Kaisers Marc Aurel, vervollständigte die damals bekannten Schriften mit seinen eigenen Versuchen. Er verwendete bevorzugt Armenische Erde und war begeistert von ihrer hervorragenden Wirkung bei Pest, tief sitzenden Geschwüren und Tuberkulose.

Aber auch vorbeugend zur Regulierung aller Körperfunktionen und zur Pflege von Haut und Haar wurde Heilerde damals eingesetzt.

**Die Verbreitung durch die Alchimisten**
Im Mittelalter sorgten die Alchimisten für eine weite Verbreitung der Erden. Heilerde war auch in Deutschland bekannt für ihre hervorragende Wirksamkeit bei vielen Erkrankungen, vor allem bei Pest. Sie wurde bei Pestepidemien mit Wein oder Essig vermischt und innerlich

verabreicht. Die Beschaffung ausländischer Siegelerden wurde aber durch das Vordringen der Türken fast unmöglich, so dass man im eigenen Land nach dem dringend benötigten Heilmittel für die um 1600 wütende Pest suchte. Die Schlesische Erde aus Striegau, Terra Sigillata Strigoviensis, erwarb sich hierfür einen besonders guten Ruf. Aus dieser Erde wurden auch Gefäße hergestellt, denen man eine besondere Wirkung nachsagte. Wasser, das in diesen Krügen aufbewahrt worden war, diente als Heilmittel gegen Bisse giftiger Tiere. Aber auch die Erden der neuen Lagerstätten in Hessen, Böhmen, Sachsen, Polen und Ungarn waren begehrt. Trotz der Heilungserfolge gerieten »Heilende Erden« teilweise in ein schlechtes Licht. Um ihre Wirkung noch eindrucksvoller erscheinen zu lassen, wurden Heilerde-Anwendungen häufig mit magischen Ritualen und Zaubersprüchen umwoben und als Allheilmittel angepriesen.

Pfarrer Sebastian Kneipp (1821–1897) schreibt in seinem »Codizill«: »Ich fand, dass manche Körperschäden und viele Übel durch kein anderes Mittel so schnell und mit solcher Leichtigkeit geheilt werden können als gerade mit Lehm.« Sowie: »Der Lehm ist ein ausgezeichnetes Heilmittel. Lehm zieht aus den kranken Stellen alle feuchten, flüssigen Stoffe aus.«

### Heilerde wird zum festen Bestandteil der Naturheilkunde

Ihm folgte Adolf Just (1859–1936), ein Buchhändler, der nach einem zwölfjährigen Nervenleiden an den Rand der Verzweiflung gebracht wurde. Er fand allein durch die verschiedenen Anwendungen der Naturheilmethode und eine viermonatige Kneippkur mit vegetarischer Lebensweise Linderung und schließlich durchschlagenden Heilerfolg. Um möglichst viele Menschen mit seiner naturgemäßen Lebensweise, mit Licht, Luft, Wasser, vegetarischer Kost und später Lehm bekannt zu machen, gründete er am 1. April 1896 eine Naturheilanstalt in Eckertal im Harz. Er nannte sie »Jungborn – Luftkurort, Lehranstalt für naturgemäße Heil- und Lebensweise«, mit 250 Patienten täglich die damals größte weltweit.

Für Just stellte die »Erdkraft« das wichtigste Heilmittel der Natur dar. Er verwendete sie zunächst nur äußerlich bei Wunden, Geschwüren, Entzündungen, Geschwülsten, Vergiftungen, Verbrennungen und Hautleiden. 1898 besuchte der Pastor Emanuel Felke (1856–1926) Adolf Just. Auch er war medizinischer Laie, heilte mit natürlichen Mitteln und war auch bekannt für seine Gabe, Krankheiten aus dem Auge zu diagnostizieren. Von der Idee Justs begeistert, eröffnete er in Repelen (Niederrhein) eine Naturheilanstalt, den »Felke-Jungborn«. Das Lehmbad, als wichtigster Bestandteil der Felke-Kur, wird auch heute noch zur Aktivierung des Stoffwechsels in verschiedenen Kurhäusern durchgeführt. Einige Jahre später zog Adolf Just nach Blankenburg. Dort beschäftigte er sich mit Bolus alba (Kaolin), unter anderem zur Behandlung von Durchfällen, Ruhr und Cholera. Da Weißer Ton zur Verklumpung im Darm neigt, suchte er ein Lössvorkommen, das diese Eigenschaft bei der Einnahme nicht hat. In Derenburg, nahe seines Wohnortes, wurde er fündig. Just entwickelte eine thermisch-mechanische Aufbereitung und gründete im Jahre 1918 die Heilerde-Gesellschaft Luvos Just. Sie vertreibt auch heute noch die in verschiedenen Feinheitsgraden erhältliche »Heilerde« im In- und Ausland.

# Was ist Heilerde und woraus besteht sie?

Durch Erfahrungsheilkunde und wissenschaftliche Untersuchungen haben sich verschiedene »Erden« als besonders »heilend« herauskristallisiert. Nachfolgend ein Überblick über die wichtigsten im Handel erhältlichen Heilerden (zu den Bezugsquellen und Darreichungsformen siehe Anhang, Seite 137).

## Luvos Heilerde

Luvos Heilerde besteht aus naturreinem Löss. Löss (von »lose«) entstand aus Gesteinen, die gegen Ende der Eiszeit (Diluvium) durch das Schmelzwasser der Gletscher abgetragen und dabei zu Gesteinspulver zerkleinert wurden. Winde, Stürme und Wasser (Schwemmlöss) beförderten das »Steinpulver« an seine heutigen Lagerstätten, wo es unter Einfluss von Hitze, Kälte und Wasser zu Löss »verwitterte«. Schreitet diese Verwitterung weiter fort, kommt es zu einer »Verlehmung«. Lösslehm enthält einen höheren Anteil an Lehmteilchen als die Heilerde (Löss). Die eiszeitlichen Lössablagerungen können örtlich 30 Meter und mehr erreichen und werden im Tagebau unterhalb der Erdoberfläche in etwa 10 bis 30 Meter Tiefe gewonnen. Durch ein spezielles, von Adolf Just entwickeltes thermisch-mechanisches Verfahren wird dem Löss Feuchtigkeit entzogen, werden Keime abgetötet und das Produkt wird fein vermahlen und gesiebt.

Luvos Heilerde hat ein sehr hohes Säurebindungsvermögen. Ein Teelöffel davon (ca. 6,5 g) bindet 25 mVal Säure. Das entspricht den Vorgaben des Bundesinstituts für Arzneimittel für eine Einzeldosis säurebindender Medikamente gegen Sodbrennen (Antazida). Luvos Heilerde ist deshalb das einzige Arzneimittel in Deutschland, das mit Heilerde als Wirkstoff gegen Sodbrennen, säurebedingte Magenbeschwerden und Durchfall zugelassen ist. Luvos Heilerde ist in drei

Korngrößen und in Kapselform erhältlich. Außerdem gibt es verschiedene Naturkosmetikprodukte.

Zusammensetzung von Luvos Heilerde: Kieselsäure 63,2 %, Kalziumoxid 7,3 %, Aluminiumoxid 9,4 %, Eisenoxid 3,2 %, Magnesiumoxid 1,0 %, Kaliumoxid 1,79 %, Natriumoxid 0,92 % sowie Fluor, Mangan, Vanadium, Chrom, Kobalt, Nickel, Zink, Zirkon, Strontium, Barium, Titan, Phosphor, Molybdän und Selen.

## Salus Heilerde

Die aus der Provence stammende Salus Heilerde wird nach der Gewinnung in der Sonne getrocknet Sie ist hellgrau und so fein wie Puder. Sie ist in einer Darreichungsgröße für die innere und äußere Anwendung erhältlich.

Zusammensetzung von Salus Heilerde: Mindestens 50 % Kieselsäure, berechnet als Siliziumdioxid.

## Argiletz Grüne Tonerde (Argile verte)

Die Grüne Tonerde der Firma Argiletz aus Frankreich stammt aus kieselsäure- und aluminiumhaltigem Segmentgestein. Sie wird nur sonnengetrocknet, ist hundertprozentig naturbelassen und wird weder bestrahlt noch erhitzt. Die »aktive grüne Erde« ist für die innere und äußere Anwendung in verschiedenen Darreichungsformen erhältlich.

Zusammensetzung der »französischen Tonerde« (Argile verte illite): Kieselsäure 49,5 %, Aluminiumoxid 14,0 %, Kalziumoxid 8,0 %, Eisen-III-Oxid 5,0 %, Kaliumoxid 4,0 %, Magnesiumoxid 2,5 %, Natriumoxid 0,2 %, Mangan-II-oxid 0,2 %, Phosphor-V-oxid 0,15 % sowie weitere Spurenelemente wie Kupfer, Kobalt, Lithium, Molybdän.

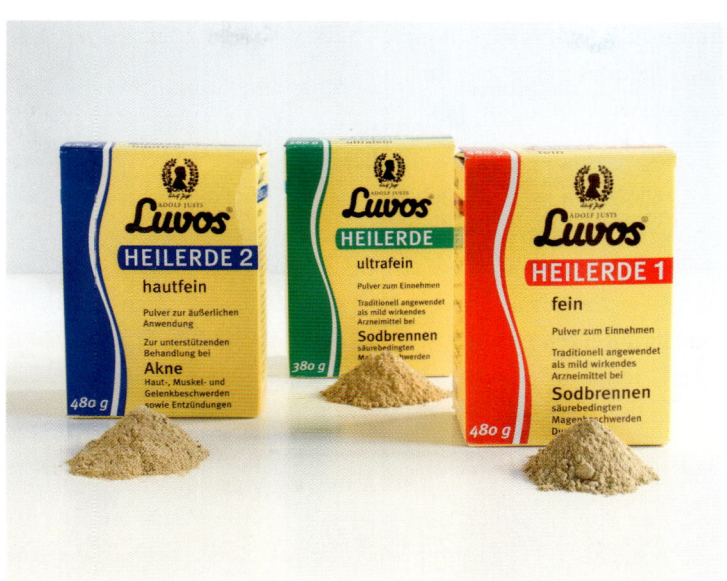

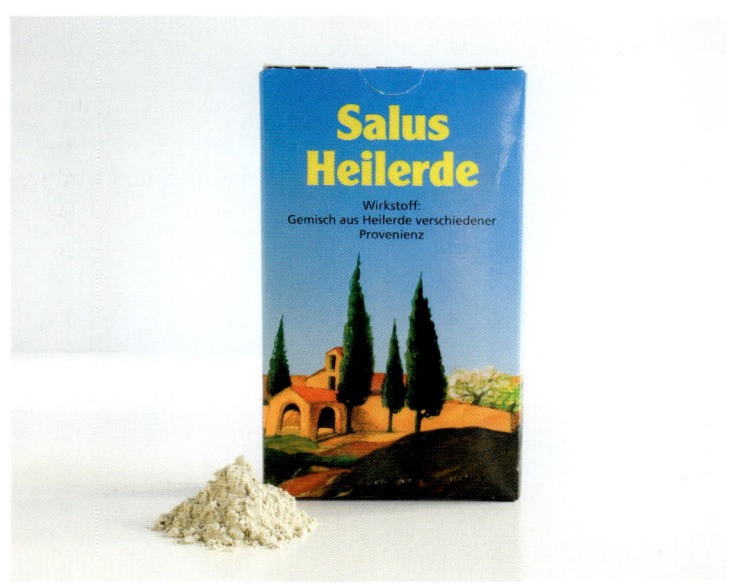

## Schindele's Mineralien

Robert Schindeles Mineralpulver aus Österreich wurde 1981 durch einen Zufall entdeckt. Anlässlich eines Forststraßenbaus wurde durch einen Raupenfahrer ein vulkanischer Kegel angeschnitten. An der Verladestelle des weichen, brüchigen Materials befand sich eine kranke Tanne, die sich aber erstaunlicherweise nach kurzer Zeit erholte. Daraufhin wurde eine Analyse des Urgesteins durchgeführt, und man stellte fest, dass es sich um ein seltenes Mineralvorkommen handelt. Es besteht aus 30 % Alkalifeldspat, 20 bis 30 % Plagioklas, 20 bis 30 % Quarz, 15 bis 20 % Biotit, 5 bis 10 % Disthen, Granat, Silimanit, Erz, Zirkon und Rutil. 1985 wurde das Gestein vorerst nur wenig fein vermahlen und von Robert Schindele im Selbstversuch getestet. 1986 berichtete »Die Welt« über die Erfolge mit den Mineralien bei Gicht, Angina und Bluthochdruck, und innerhalb weniger Wochen wurde das »Fitnessmehl« auf der ganzen Welt bekannt. Robert Schindele wurde für »Schindele's Mineralien« mehrfach international ausgezeichnet: Silbermedaille der Erfindermesse Iena, »Ideen, Erfindungen, Neuheiten«, 1986 in Nürnberg, Goldmedaille der Futura 1986 in Straßburg und Goldmedaille des Österreichischen Patentinhaber- und Erfinderverbands. Schindele's Mineralien sind innerlich und äußerlich anwendbar.

Zusammensetzung von Schindele's Mineralien: Kieselsäure 61,9 %, Aluminiumoxid 15,7 %, Eisenoxid 5,3 %, Kaliumoxid 3,49 %, Natriumoxid 1,94 %, Magnesiumoxid 1,58 %, Kalziumoxid 0,16 %, Phosphor 0,74 % sowie Mangan, Kupfer, Zink, Kobalt, Molybdän, Bor, Chrom, Nickel und Vanadium. Der Rest sind Spurenelemente und Wasser.

## Aion A, Würenloser Heilgestein

Über Jahrmillionen entstand im Badener Becken (Würenlos unweit von Zürich) ein Gestein, das heute für therapeutische Zwecke abgebaut, gereinigt, verfeinert und zu einem mehlfeinen Pulver verarbeitet

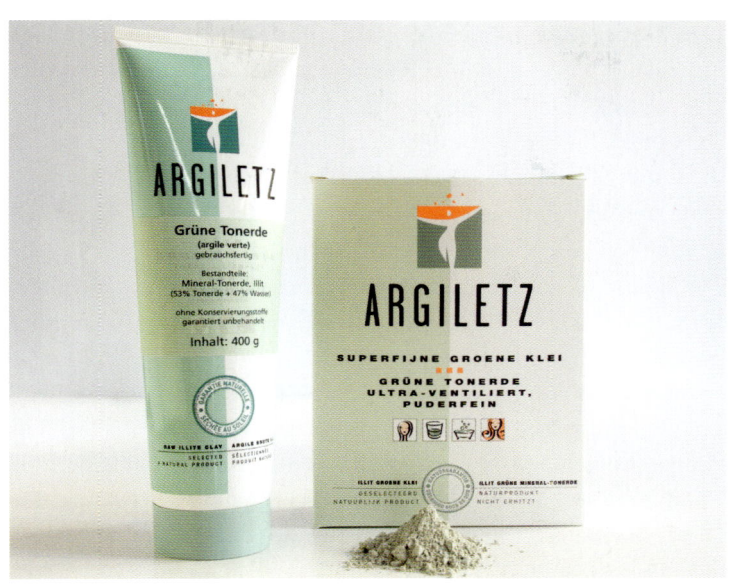

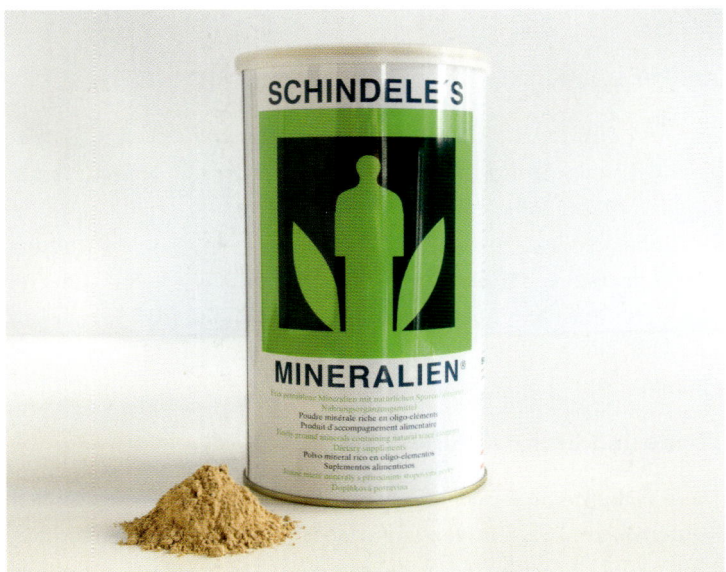

wird. Doch Aion A ist mehr als ein Mehl aus Muschelkalkgestein. Die ehemaligen Römersteinbrüche bei Würenlos stellen einen besonderen Ort der Kraft dar. Hier treffen sich Energien aus dem Erdinnern, die das Gestein durchdringen und aufladen. Dadurch beeinflusst Aion A nicht nur das physische, sondern auch das energetische (ätherische, biodynamische und mentale) Gleichgewicht des Körpers. Diese Energien wirken sich positiv auf den Menschen aus, so dass es zu einem Ausgleich und einer Harmonisierung körperlicher Fehlsteuerungen kommt.»Wunderheilungen« mit Aion A sind vorerst nur so erklärbar. 1942 entdeckte die bekannte Schweizer Naturheilpraktikerin, Forscherin und Künstlerin Emma Kunz dieses Heilgestein und seine vielseitigen therapeutischen Anwendungsmöglichkeiten.

Zusammensetzung von Aion A (gilt als Medikament der Liste D, in Apotheken und Drogerien frei erhältliche Arzneien): Kalziumoxid 70%, Magnesium, daneben Kalium, Phosphor, Silizium, Kohlendyoxid, Eisen 2+ und 3+, Titandyoxid, Schwefel, Mangan II usw. (Grobanalyse).

## Anliker Lehm

Anliker Lehm ist eine kieselsaure Tonerde von grauer Farbe. Sie wird gereinigt, in der Sonne getrocknet und für innere und äußere Anwendungen speziell aufbereitet.

Zusammensetzung von Anliker Lehm zur innerlichen Anwendung: 50 % Kieselsäure, 4 % Kohlensäure, 20 % Tonerde, 4 % Kalzium, 7 % Eisen, 1 % Phosphor, 2,5 % Magnesium, 2,5 % Kalium, 0,5 % Natrium, 1,5 % Titan.

## Weiße und Grüne Naturerde (Naturgarten)

Diese Naturerden werden in einer der bekanntesten französischen Lehmgruben abgebaut, gereinigt, in der Sonne getrocknet und zu feinstem Pulver vermahlen bzw. ventiliert. Die Weiße Naturerde ist

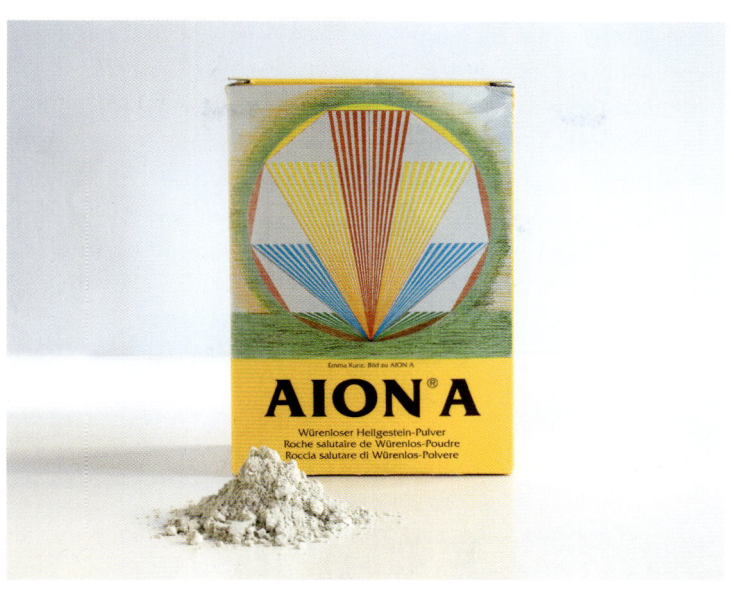

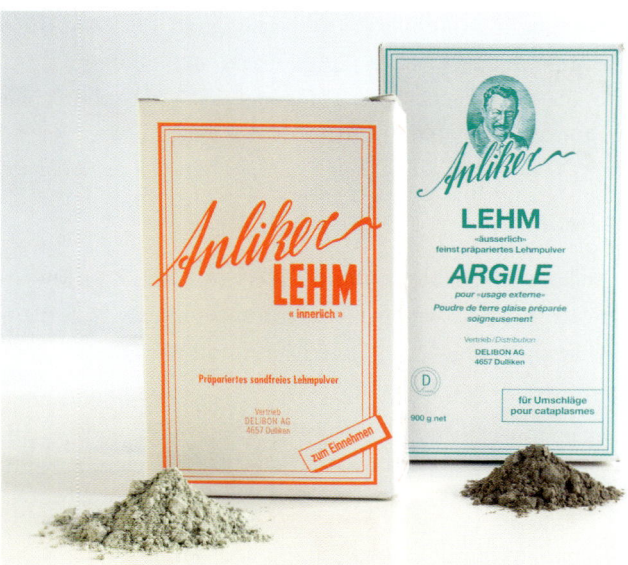

ultrafein vermahlen und wird zur Herstellung von Gesichtscremes, Körperlotionen, Zahnpasten, Shampoos und Seifen empfohlen. Die Grüne Naturerde ist etwas gröber und siliziumreicher. Sie wird für Gesichtsmasken, Kompressen und Bäder verwendet.

Zusammensetzung der Naturerde: 54 % Silizium, 13 % Aluminiumsilikat, 8 % Kalzium, 7 % Kohlensäure, 4 % Eisen, 2 % Magnesium, 1 % Kalium, außerdem Phosphor, Schwefel, Chlor und Natrium in Spuren.

## Terra Natura, mikrofeine grüne Mineralerde

Bei der Mineralerde Terra Natura handelt es sich um eine zehnmal feiner vermahlene grüne Tonerde (Argiletz). Durch die mikrofeinen aktivierten Heilerdeteilchen wird die Löslichkeit der Heilerde verbessert. Giftstoffe können vermehrt gebunden werden, und die Aufnahme von Kalzium wird erhöht. Terra Natura ist in verschiedenen Darreichungsformen erhältlich.

Zusammensetzung von Terra Natura Mineralerde: 49,5 % Kieselsäure, 14 % Aluminium, 8,8 % Kalzium, 5,6 % Eisen, 3,7 % Kalium, 2,2 % Magnesium, 0,2 % Natrium, 0,2 % Mangan, 0,15 % Phosphor sowie weitere Spurenelemente wie Chrom, Kupfer und Kobalt.

## Bullrich's Heilerde

Bullrich's Heilerde wird in tiefen Lagen aus eiszeitlichem Löss gewonnen, hygienisch gereinigt, schonend verarbeitet und extrem fein gemahlen. Sie ist in verschiedenen Darreichungsformen für die innere und äußere Anwendung erhältlich.

Zusammensetzung: Ca. 50 % Siliziumoxid. Die genaue Zusammensetzung wird aufgrund firmeninterner Entscheidung nicht bekannt gegeben.

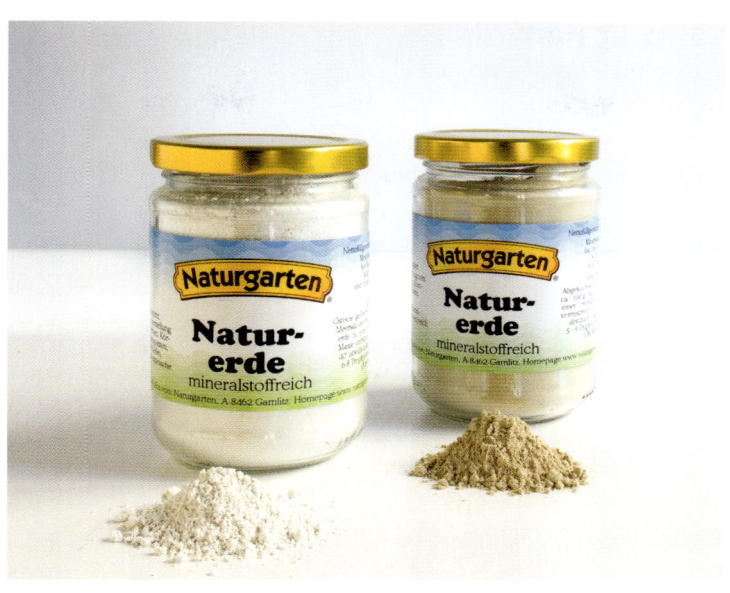

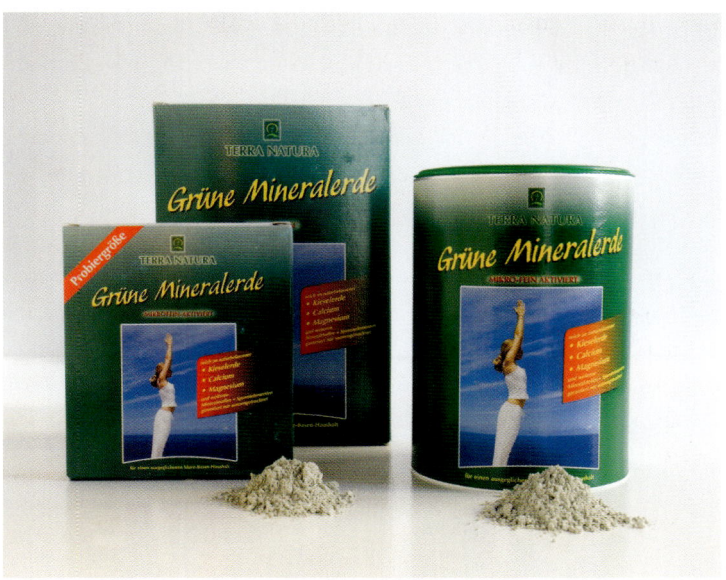

# So wirkt Heilerde

Erde ist Urenergie. Erde versorgt Menschen, Tiere und Pflanzen mit Mineralstoffen und Spurenelementen. Die Zusammensetzung der Heilerde ist vom Fundort abhängig und unterliegt natürlichen Schwankungen. Dieses Wissen nutzte man schon in den Anfängen der Therapie mit Erde.

## Die Inhaltsstoffe der Heilerde

• Jede Heilerde ist ein Mineraliengemenge. Je nach Feinheit der Verteilung ist deshalb die Farbe verschieden. Durch das Eisenhydroxid beispielsweise erhalten die verschiedenen Erden ihre rote, braune oder gelbe Farbe. Fast alle Mineralien liegen in Silikatform vor. Kieselsäure ist zu rund 50 % der Hauptbestandteil. Weitere Inhalsstoffe sind Aluminium, Bor, Chrom, Eisen, Fluor, Kalium, Kalzium, Kobalt, Kupfer, Lithium, Magnesium, Mangan, Molybdän, Natrium, Nickel, Phosphor, Schwefel, Selen, Silicium, Strontium, Titan, Vanadium und Zink.

• Heilerde enthält außer Jod alle lebenswichtigen Mineralstoffe in ihrer natürlichen Zusammensetzung. Erst durch die Verdauung im Magen werden sie für den Körper verwertbar. Da die Mineralien unterschiedlich fest in der Heilerde gebunden sind, werden bestimmte Elemente stärker herausgelöst, wie zum Beispiel 59 % des Kalziums, aber nur 0,05 % des Aluminiums.

• Heilerde enthält keine chemischen Zusätze wie Farb-, Duft- oder Konservierungsstoffe.

• Heilerde ist nicht radioaktiv, da keine instabilen Isotope nachweisbar sind.

• Heilerde ist nicht mit Schadstoffen belastet.

## Heilerde harmonisiert

Schon immer nutzten die Menschen die Wirkung der Heilerde für die verschiedensten Erkrankungen, die vordergründig in keinem Zusammenhang stehen, wie beispeilsweise Sodbrennen und Rheuma. Dies führte dazu, dass Heilerde als Allheilmittel gepriesen wurde und an Glaubwürdigkeit verlor. Erst wissenschaftliche Untersuchungen machten es möglich, die Wirkungsweise der Heilerde zu verstehen.

Die wichtigsten zwei Wirkungen der Heilerde sind:
- die **Adsorption** = Anlagerung von festen, flüssigen und gasförmigen Stoffen an die Oberfläche und
- die **Absorption** = Aufsaugen von festen, flüssigen und gasförmigen Stoffen in das Tonteilchen.

Da sich diese Vorgänge häufig überlagern, spricht man allgemein von Sorption. Messungen mit dem Geigerzähler haben außerdem gezeigt, dass Heilerde in der Lage ist, einen großen Teil von Umweltstrahlen zu absorbieren.

Um die Wirkung der Heilerde voll auszuschöpfen, wird sie fein vermahlen. Dadurch entsteht eine größere Oberfläche der einzelnen Erdteilchen, wodurch das Sorptionsvermögen auf das 10- bis 20-Fache gesteigert werden kann. Das heißt, je feiner die Heilerde, desto intensiver die Wirkung.

### Heilerde bindet krankheitserregende Mikroorganismen

Französische Wissenschaftler haben das hohe Bindungsvermögen des Lehmpulvers durch einen Versuch nachgewiesen: Wasser, das mit pathogenen Keimen (Bakterien, Hefe- und Schimmelpilzen) versetzt wurde, gab man eine bestimmte Menge Lehmpulver bei. Das Gemisch wurde verrührt, und nachdem sich die Erde gesetzt hatte, wurde das Wasser erneut geprüft. Es erwies sich als keimfrei, und die pathogenen Erreger befanden sich sorbiert im Lehm. Das Ergebnis: Krankheitserregende Mikroorganismen werden zu 54 % bis 99,99 % (Ausnahme Vibrio cholerae) an die Heilerde angelagert. Durch dieses Ergebnis wird sichtbar, wie groß der Nutzen für die innere und äußere Anwendung sein kann.

Heilende Erden sind ein dynamisches System. Sie nehmen schädigende Stoffe auf und geben Energie und Mineralien ab. Außerdem dienen sie als Katalysatoren, wodurch zu träge ablaufende Stoffwechselvorgänge angeregt, aber nicht verändert werden.

## Heilerde bindet überschüssige Säuren und Basen

Bei der Einnahme von Heilerde kommt es im Magen zu einem Ausgleich des Säure-Basen-Verhältnisses. Heilerde bindet überschüssige Säuren und Basen, wodurch die physiologischen Verhältnisse wieder hergestellt und die Magenschleimhaut vor aggressiven Substanzen geschützt wird. Sodbrennen, Magenschleimhautentzündung, Magendruck, Völlegefühl und ein Reizmagen sind dadurch gut regulier- und heilbar. Die in der Heilerde enthaltenen Mineralien und Spurenelemente werden im Magen aufgeschlossen und dem Körper verfügbar gemacht. Ein Mangel an Mineralien und Spurenelementen wird ausgeglichen, überschüssige ausgeschieden.

Auch die »Entsäuerung« des Organismus wird durch die indirekte Beeinflussung über den pH-Wert des Blutes geregelt. Gerade bei chronischen Erkrankungen ist dies von großer Bedeutung, denn Schlacken aus dem Gewebe können so gelöst und ausgeschieden werden.

Eine erhöhte Menge an Gallensäure im Dickdarm verursacht Durchfall. Auch die Magenschleimhaut kann durch einen Rückfluss von Gallensäure so geschädigt werden, dass das Entstehen einer Gastritis und eines Magengeschwürs begünstigt wird. Heilerde bindet überschüssige Gallensäure und entlastet den Gallensäurestoffwechsel. Untersuchungen zeigten sogar eine stärkere Bindungsfähigkeit der Heilerde für Gallensäure als gallensäurebindende chemische Antacida.

## Heilerde hilft bei Problemen mit Cholesterin

Falsche Ernährung oder eine Störung des Leberstoffwechsels führen häufig zu erhöhten Cholesterinwerten. Heilerde sorgt für eine »Entfettung«. Sie bindet Öle, Fette und Fettsäuren im Dünndarm. Erhöhte Blutfettwerte können deshalb durch Heilerde günstig beeinflusst werden. Bei fettarmer Ernährung sollte Heilerde nicht zusammen mit dem Essen eingenommen werden. Ein Mangel an fettlöslichen Vitaminen wie Vitamin E würde damit begünstigt.

## Der Darm – das zentrale Organ

In der chinesischen Medizin ist die funktionelle Wechselbeziehung des Darmtraktes mit anderen Organsystemen schon lange bekannt. Auch Hippokrates erkannte, dass »alles Übel im Darm wohnt«. Heute wissen wir, dass der Darm mit einer inneren Oberfläche von etwa 300 qm das größte Organ des menschlichen Körpers darstellt und weit mehr als die Verdauungsfunktion zu erfüllen hat.

Die verschiedensten Lebensbelastungen (Stress, Leistungsdruck, Ängste usw.), falsche Ernährung, Medikamente und die chemische Belastung unserer Lebensgrundlagen (Luft, Wasser, Nahrung) führen, wenn mehrere Faktoren zusammentreffen, früher oder später zu einem biologischen Ungleichgewicht (Dysbiose) und einer Fehlbesiedlung (Dysbakterie) der Darmbakterien. Auch ein Pilzwachstum wird begünstigt. Pilze besiedeln und schädigen die Darmschleimhaut. Der Nahrungsbrei kann nicht mehr richtig verdaut werden, und der Körper erhält zu wenig Nährstoffe. Durch ihren eigenen Stoffwechsel und eine mögliche Ausbreitung im ganzen Körper schädigen Pilze alle Organe. Durch die Dysbakterie kommt es zu immunologischen Reaktionen und der Bildung von toxischen Substanzen wie Ammoniak, Skatol, Indol, Phenol, Kadaverin, Fuselalkoholen und Gärungsgasen. Diese giftigen Stoffe (Nervengifte) und zum Teil auch krebserregenden Substanzen belasten und schädigen den Stoffwechsel, das Immunsystem und alle Organe, insbesondere die Leber. Solange der Körper diese Selbstvergiftung kompensieren kann, kommt es vorerst nur zu Blähungen, Darmkrämpfen, Durchfällen und Verstopfung, Müdigkeit, Konzentrationsstörungen, einem Anstieg von Harnsäure und

Cholesterin oder erhöhten Leberwerten. Werden diese Symptome über Jahre nicht beachtet, entstehen Zivilisationskrankheiten wie Rheuma, Allergien, Darmentzündungen, Krebs, Migräne usw.

**Heilerde bindet Gifte im Darm**
Durch die Einnahme von Heilerde werden krankheitsauslösende Stoffe (auch aus der Nahrung), Mikroorganismen, Stoffwechselgifte und giftige Darmgase aufgenommen und gebunden. Diese neutralisierten Stoffe können dann problemlos vom Körper ausgeschieden werden. Organische Substanzen, Nährwerte wie Vitamine, Mineralien, Spurenelemente und Aminosäuren bleiben dem Körper erhalten, weshalb man von einer selektiven Adsorptionsfähigkeit der Heilerde spricht. Das ganze Verdauungssystem wird durch diese tiefgreifende Wirkung gereinigt und der Organismus entgiftet. Heilerde wirkt regenerierend und ordnend auf gestörte Funktionen. Die feinen Erdparti-

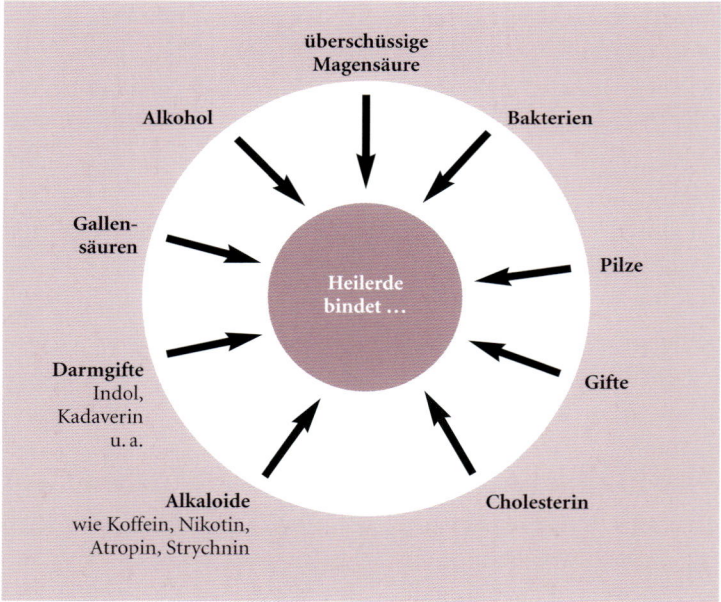

Die Reinigungswirkung der Heilerde

26

kel sorgen für eine milde Darmmassage und wirken als Ballaststoff, wodurch der Darm angeregt, aber nicht gereizt wird. Es kommt zu einer Regulierung des Stuhlgangs. Da das Immunsystem zu 80 % im Lymphgewebe des Darms (Dünndarm – Peyersche Plaques und Blinddarm) sitzt, wird auch dieses positiv beeinflusst. Die Immunabwehr wird stabilisiert, was nicht nur für Allergiker von Bedeutung ist. Jede Erkrankung ist somit durch eine Darmreinigung mit Heilerde positiv zu beeinflussen.

## Die Haut – das Multifunktionsorgan

Die Aufgaben der Haut:
• Sie ist das größte Sinnesorgan (Druck, Berührung, Schmerz, Erschütterung, Tast-, Kälte- und Wärmeempfindung).
• Regulation des Wärmehaushaltes
• Schutz und Abwehr vor schädigenden Einflüssen
• Ausscheidung von schädlichen Stoffwechselabbauprodukten
• Aufnahmefunktion
• Speicherung von Fett, Blut, Wasser, Vitaminen und Mineralien

Durch Hauterkrankungen zeigt uns der Körper, dass das innere Gleichgewicht aus den Fugen geraten ist und über das Ventil der Entzündung toxische Stoffwechselprodukte abbauen möchte. Eine Therapie chronischer Hauterkrankungen muss aus diesem Grunde immer von innen und außen erfolgen. Mit Heilerde ist dies möglich.

**Heilerde ist ideal bei Hauterkrankungen**
Bei der äußeren Anwendung der Heilerde trocknet die Heilerde von innen nach außen ab. Dabei entsteht eine Saugwirkung, die entzündungsbegleitende Krankheitskeime, Giftstoffe, Stoffwechselprodukte und Wundsekrete (Eiter) ansaugt und bindet. Durch die Verdunstungskälte werden Blutgefäße verengt und Schmerzen gelindert. Die darauf folgende Phase sorgt durch die Erweiterung der Gefäße für eine vermehrte Durchblutung von Haut und Gewebe. Dies führt zu einem

vorübergehenden Wärmegefühl. Das Gewebe wird vermehrt mit Sauerstoff und Nährstoffen versorgt und der Stoffwechsel angeregt. Die Hautverletzung trocknet und schwillt ab. Kleinste Mineralteilchen sorgen für eine Anregung der Blutgerinnung und des Wundverschlusses. Dadurch kommt es zu einer schnellen, narbenlosen Heilung. Als Gesichtsmaske, bei unreiner Haut, nimmt sie Fett, Talg und in den Poren befindliche Stoffe auf. Entzündungen können deshalb sehr schnell abklingen. Der Säure- und Elektrolytmantel der Haut wird durch die in der Heilerde enthaltenen Mineralien erneuert (Transmineralisation). Heilerde kann bei jeder Verletzung oder Erkrankung angewendet werden.

## Innere Organe von außen heilen

Aber auch Funktionsstörungen innerer Organe lassen sich über die Reflexzonen (Dermatome) der Haut mit Heilerde beeinflussen (siehe Wickelanwendungen). Sir Henry Head (1861–1940), ein Londoner Neurologe, beobachtete, dass sich bei Erkrankungen innerer Organe häufig bestimmte Haut- und Unterhautgewebe veränderten. In dem betreffenden Areal fand er viele überempfindliche und schmerzhafte Stellen. Er schloss daraus auf eine Verbindung über Nervenleitbahnen vom Organ über das Rückenmark zur entsprechenden Hautstelle. Ein Organ über die Haut zu therapieren, klingt jetzt schon nicht mehr so abwegig.

Heilerde kann bei chronischen Erkrankungen warm und bei akuten Krankheiten kalt angewendet werden. Durch warme Heilerde-Umschläge kommt es zur Durchblutungssteigerung, Anregung des Stoffwechsels, Schmerzlinderung und Entspannung der Muskulatur. Kälte dämpft anfangs den Stoffwechsel, da die Gefäße zusammengezogen werden, härtet ab und lindert ebenso Schmerzen.

# So wenden Sie Heilerde an

Um die Anwendung von Heilerde so einfach wie möglich zu gestalten, sollten Sie die benötigten Dinge vorbereiten, so dass Sie alles griffbereit haben. Schon nach wenigen Anwendungen wird alles ganz selbstverständlich.

## Das Handwerkszeug

### Schalen

• Am besten aus Porzellan, Steingut, Plexiglas oder Holz. Amerikanische Wissenschaftler stellten in mehreren Studien fest, dass Holz hygienischer als Kunststoff ist. Entgegen früherer Meinung können sich auf Plastik Bakterien festsetzen und sogar vermehren. Holz dagegen enthält antibakterielle Wirkstoffe, und Krankheitserreger können sich darauf nicht halten.

• **Pinsel**

• Auch ein Kuchenpinsel ist geeignet! Für großflächige Behandlungen einen entsprechenden Pinsel aus dem Malergeschäft besorgen.

• **Plastiklöffel und -spatel** zum Dosieren und Umrühren

• **Baumwolltücher** und **Socken**

Am besten große Taschentücher, Geschirrtücher oder Windeln und Moltontücher. Sie sind saugfähig, atmungsaktiv und können ausgekocht werden.

• **Handtücher** und **Wolldecke**

Zum Unterlegen und Einwickeln der behandelten Körperpartien

• Zwei alte, kurzärmelige **T-Shirts** oder **Hemden** für das »Lehmhemd«

• **Massagehandschuh** und **Waschlappen**

Direkt auf die Gesichtshaut aufgebrachte Erde lässt sich am besten mit einem Waschlappen entfernen. Für den Körper verwendet man einen Massagehandschuh. So wird die Durchblutung gefördert und abgestorbene Hautschuppen werden entfernt.

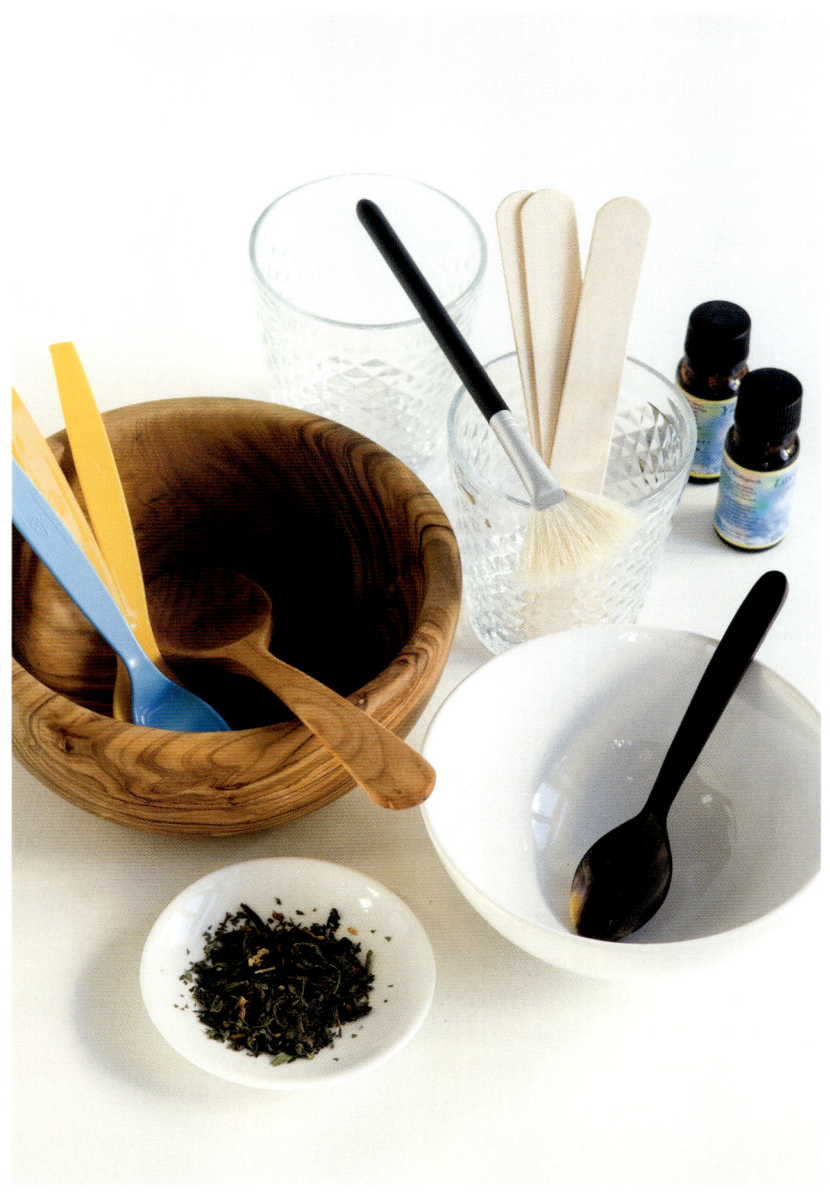

- **Klistier**
Für den Heilerde-Einlauf. Es gibt verschiedene Ausführungen. Lassen Sie sich in der Apotheke oder dem Sanitätshaus beraten.

- **Wasser**
Für die Einnahme der Heilerde ist ein stilles Mineralwasser am geeignetsten. Bei äußeren Anwendungen wird Leitungswasser verwendet.

- **Ätherische Öle**
Ätherische Öle können je nach Indikation den Wickeln und Umschlägen beigegeben werden.

- **Heilkräuter**
Sie können als Tee getrunken werden oder dem Heilerdebrei zur äußeren Anwendung beigegeben werden. Die Wirkung der Heilerde wird dadurch verstärkt.

## Die Anwendungsarten

Heilerde ist ein einfaches, aber sehr wirksames Heilmittel. Sie lässt sich innerlich, äußerlich, kalt, warm, trocken und nass anwenden. Durch ihr breites Wirkungsspektrum kann man sie bei jeder Krankheit einsetzen. Akute Krankheiten heilen in der Regel schnell. Bei chronischen Erkrankungen sollte Heilerde kurmäßig mit Geduld über einen längeren Zeitraum verwendet werden. Man sagt, die Heilung einer chronischen Erkrankung dauert so lange, wie sie gebraucht hat, sich zu entwickeln. Bei den meisten Krankheiten wie Akne und Rheuma ist es sinnvoll, die Einnahme von Heilerde mit einer äußeren Anwendung zu kombinieren. Die Heilung vollzieht sich so auf zwei Ebenen. Von innen macht man sich die reinigende Wirkung der Heilerde zunutze und behandelt die Krankheitsursache. Von außen werden die Entzündungen und Schmerzen gelindert.

## Innere Anwendungen

Am besten wählen Sie dafür eine feine Heilerde und nehmen am Abend vor dem Schlafengehen 1 Teelöffel mit Wasser oder Tee ein. Danach bereiten Sie die Heilerde für den nächsten Morgen vor. Die Menge für Erwachsene und Kinder ab 12 Jahren: 1 Teelöffel. Kinder von 3–12 Jahren die Hälfte und Säuglinge 1 Teelöffelspitze. Die Wirkung der Heilerde kann erhöht werden, indem 2 Stunden vor und nach der Einnahme nichts gegessen wird. Auch die Verwertung der Nahrung wird dadurch nicht behindert. Nach einem fetten Essen kann man sich außerdem die fettaufsaugende Wirkung zunutze machen und die Heilerdelösung sofort im Anschluss zu sich nehmen. Bei bestimmten Erkrankungen (siehe Indikationen) ist es sinnvoll, ein Glas mit Heilerde-Tee oder -Wasser auch über den Tag verteilt zu trinken.

*Heilerdekapseln*
Heilerdekapseln sind ideal für unterwegs und für Menschen, die Probleme mit dem Gefühl des Heilerdepulvers im Mund haben. 1 Teelöffel entspricht 3 Kapseln. Diese werden unzerkaut mit etwas Flüssigkeit, am besten im Stehen, eingenommen.

*Einnahme von Heilerdepulver und Nachtrinken*
Heilerde einnehmen und im Mund mit einem kleinen Schluck Wasser vermischen. Den Heilerdebrei hinunterschlucken und ein Glas Flüssigkeit nachtrinken.

*Einspeicheln von Heilerde im Mund*
Einen Teelöffel Heilerde im Mund zergehen lassen, bis sie sich verflüssigt hat, bzw. sie einspeicheln, ohne zu kauen. Diesen Brei schlucken und ein Glas Flüssigkeit nachtrinken. Bei Entzündungen im Mund kann man die Wirkung der Heilerde voll ausnutzen, indem man die Heilerde mit der Zunge über Zahnfleisch und Zähne verteilt und möglichst lange einwirken lässt.

*Das konzentrierte Heilerdewasser*
Ein Teelöffel Heilerde wird in einem Glas mit stillem Mineralwasser oder lauwarmem Tee aufgefüllt. Am besten einige Stunden vor Gebrauch oder am Abend zuvor anrühren. Danach kräftig umrühren und langsam schluckweise trinken. Um einen Bodensatz zu vermeiden, zwischendurch immer wieder aufrühren. Bei Kindern empfiehlt sich ein Strohhalm, um den erdigen Geschmack zu umgehen.

*Das milde Heilerdewasser*
Ein Teelöffel Heilerde in einem Glas mit stillem Mineralwasser oder lauwarmem Tee auffüllen und kräftig umrühren. Dieses Heilerdewasser so lange stehen lassen, bis sich die Heilerde gesetzt hat. Der leicht trübe Überstand wird getrunken. Den Bodensatz kann man erneut aufgießen und für ein weiteres mildes Heilerdewasser verwenden. Das milde Heilerdewasser enthält die »Information der Heilerde« sowie wasserlösliche Mineralien. Personen mit erhöhtem Blutdruck oder Verstopfung sollten mit dem milden Heilerdewasser beginnen.

*Rollkur bei Magenerkrankungen*
1–2 Teelöffel Heilerde werden mit lauwarmem abgekochtem Leitungswasser übergossen. Dieses Heilerdewasser langsam, unter mehrmaligem Aufrühren, in kleinen Schlucken trinken und sich sofort ins Bett legen. Zuerst 5 Minuten auf dem Rücken, dann 5 Minuten auf der rechten Seite, 5 Minuten auf dem Bauch und zum Schluss 5 Minuten auf der linken Seite. Dadurch erreicht die Heilerde alle Bereiche des Magens und legt sich als schützende Schicht über die Magenschleimhaut. Reizungen und Entzündungen beruhigen sich und heilen sehr schnell ab.
Die Rollkur sollte bei akuten Beschwerden zweimal täglich durchgeführt werden. Morgens nüchtern nach dem Aufwachen, mindestens eine Stunde vor dem Frühstück, und vor dem Schlafengehen, mindestens eine Stunde nach dem Abendessen.

## Äußere Anwendungen

Es gibt viele Möglichkeiten, Heilerde äußerlich anzuwenden. Sie können sich nach den Vorschlägen in der Indikationsliste richten oder versuchen, in Ihren Körper hineinzuhorchen: »Was tut mir gut?«, »Warm oder kalt?«, »Wo ist es mir angenehm?« Beschäftigen Sie sich ruhig mit sich selbst. Sie werden Vertrauen zu sich und Ihrem Körper entwickeln. Sollte Ihnen Wärme angenehmer sein als Kälte, dann wenden Sie Heilerde natürlich warm an.

### Heilerdepuder

*Bei Verbrennungen, Sonnenbrand, Wunden (Schrammen, Kratzern, Rissen usw.), Ausschlägen (Windeldermatitis), offenen Geschwüren, übermäßiger Schweißabsonderung, Ekzemen, zur Schmerzlinderung bei Hautbeschwerden, Hautjucken und Insektenstichen, als Babypuder.*

Im Allgemeinen ist die Behandlung mit feuchtem Heilerdebrei wirksamer und der Trockenbehandlung vorzuziehen. Für die oben genannten Indikationen ist der Heilerdepuder jedoch sehr gut geeignet. Er wirkt kühlend und schmerzlindernd, antiseptisch, saugt Wundsekrete auf, fördert die Wundheilung und sorgt für den narbenlosen Wiederaufbau des Gewebes. Die betroffenen Hautstellen je nach Bedarf mehrmals täglich einpudern und eventuell mit einem leichten Verband (100 % Baumwolle, kein Synthetik!) umhüllen. Die Heilerde je nach Indikation einige Zeit einwirken lassen. Bei akuten und schweren Erkrankungen häufig wiederholen; bei chronischen Erkrankungen zwischen den Anwendungen länger warten. Die Heilerde mit kaltem oder lauwarmem Wasser abspülen oder einfach auf der Haut belassen.

Wird die trockene Heilerde mit Hilfe eines Pulverbläsers auf die zu behandelnde Stelle aufgeblasen, lädt sie sich elektrisch auf und verändert dadurch den elektrostatischen Haushalt der Zellen. Die Heilung wird beschleunigt.

## Kalte Anwendungen

*Bei akuten und schmerzhaften Erkrankungen, Verbrennungen, Erkrankungen des Bewegungsapparates, der Venen und Lymphgefäße, Weichteilrheumatismus, Fieber, Schwellungen, Hauterkrankungen und -verletzungen.*

Heilerde feucht anwenden heißt, sie im Allgemeinen kalt anwenden. Zwei Voraussetzungen gibt es: Der »Behandlungsraum« und der zu behandelnde Körper müssen warm sein. Ein Kältegefühl verhindert die gewünschte Wirkung! Um den Kreislauf anzuregen und den Körper zu erwärmen, können vorher ein paar gymnastische Übungen durchgeführt werden. Die kalte Heilerde-Anwendung entzieht zunächst Wärme und lindert Schmerzen und Entzündungen. Sekundär führt dieser Reiz zu einer Aktivierung von Kreislauf, Stoffwechsel, Drüsen- und Nervenfunktion, die für den Heilungsprozess von großer Bedeutung sind. Stellt sich ein allgemeines Frösteln und Frieren ein, Wärme in Form einer Wärmflasche o. ä. zuführen oder die Anwendung unterbrechen.

## Warme Anwendungen

*Bei sehr empfindlichen Personen (alte Menschen und Kinder), Grippe, Nervenentzündungen, Ischias, chronischen Gelenk- und Rückenschmerzen, Muskelverspannungen, nicht entzündlichem Rheuma, Stirn- und Kieferhöhlenentzündungen, Bronchitis, Unterleibsschmerzen (Regelschmerz), Blasen- und Nierenentzündungen, Furunkel, Koliken, Leberbeschwerden.*

Heilerde darf nie direkt und nur einmal erhitzt werden. Eine sanfte Erwärmung in einem Wasserbad oder auf der Heizung schützt sie vor Zerstörung. Wärme muss mit Hilfe einer Wärmflasche o. ä. zugeführt werden. Warme Anwendungen wirken mild und entspannend. Sie geben chronischen Schmerzen und Entzündungen die nötige Energie zur Ausheilung.

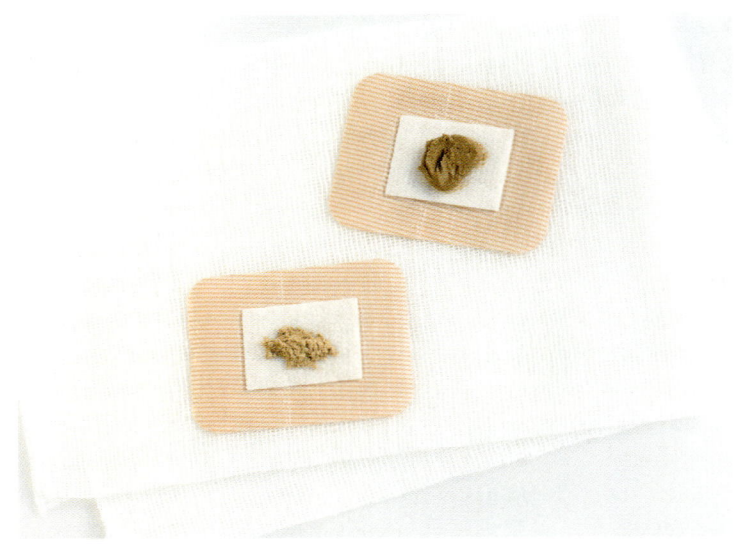

*Das Heilerdepflaster*
*Insbesondere bei Hauterkrankungen, Geschwüren, Insektenstichen, Akne*
*(als Gesichtsmaske), Abszessen, Erkrankungen des Bewegungsapparates,*
*Arthritis usw.*

Es wird eine streichfähige Heilerdepaste mit Wasser oder Kräutertee hergestellt und direkt auf die Haut gestrichen. Je größer die zu behandelnde Hautfläche, desto dünner die Heilerdeschicht auftragen. An stark behaarten Körperstellen Gaze oder ein dünnes Baumwolltuch zwischen Haut und Heilerde legen. Im Normalfall die Heilerde bis zur Trocknung auf der Haut lassen, sie fällt fast von selbst ab. Die Reste mit feuchtwarmen Tüchern abnehmen bzw. lauwarm abduschen.

Bei sehr trockener, empfindlicher Haut die Heilerde vor der vollständigen Trocknung abnehmen. Bei offenen Wunden nur ein Heilerde-Wasser/Tee-Gemisch auftragen! Auf keinen Fall einen mit Öl angerührten Heilerdebrei verwenden.

Durch das Heilerdepflaster kommt es zu einer stärkeren und schnelleren Verdunstung als bei Wickel und Auflagen. Dabei wird Flüssigkeit von innen nach außen geleitet, wodurch eine starke Saugwirkung auf der Haut entsteht. Wunden werden gereinigt, das normale Hautmilieu wird wiederhergestellt und die nötige Energie zur Heilung (Durchblutung) angeregt.

### Der Heilerdewickel

*Bei fast allen Erkrankungen.* Bei einem Wickel umschließen alle drei Tücher die zu behandelnde Körperstelle rundherum. Das innerste Wickeltuch kann mit konzentriertem Heilerdewasser getränkt oder angefeuchtet und mit einem Heilerdebrei bestrichen werden. Ich bevorzuge und empfehle den Lehmwasserwickel, da er in den meisten Fällen ausreicht, oder gleich ein Heilerdepflaster. Der Wickel soll dem zu behandelnden Körperteil eng anliegen, so dass die nötige Heilatmosphäre entstehen kann. Sobald der Hautkontakt fehlt, verliert der Wickel an Wirkung! Lufträume zwischen Haut und Heilerde blockieren die Erwärmung und hinterlassen ein unangenehmes Kältegefühl.

## Der klassische Wickel

Ein klassischer Wickel besteht aus drei Tüchern:
1. Ein nasses Wickeltuch, das mit der Haut in Kontakt kommt. Es wird zwei- bis sechsfach gefaltet und kann bei kleinen Wickeln ein Papiertaschentuch oder Haushaltspapier sein, bei großen Wickeln eine Windel, ein Leinentuch oder Ähnliches.
2. Ein trockenes Zwischentuch, zum Beispiel ein Leinentuch oder Geschirrtuch.
3. Das äußere Abschlusstuch in Form eines Woll-, Molton- oder Flanelltuches.
Nur Tücher aus natürlichen Materialien verwenden! Sie sind hygienisch, atmungsaktiv und unterstützen die Wirkung des Wickels. Den Wickel keinesfalls mit wasserundurchlässigen Stoffen, wie Folien oder Gummitüchern, »abdichten«. Als Unterlage, zum Schutz des Bettes, kann man sie jedoch verwenden.

Die Dauer der Einwirkzeit ist je nach Erkrankung und Zweck verschieden. Ein Kurzzeitwickel bleibt etwa 20–30 Minuten, ein Langzeitwickel 45–90 Minuten auf der zu behandelnden Stelle. Sobald ein Wickel trocken ist, muss er abgenommen werden, da es sonst zu einem Rückstau von Wärme und Giftstoffen kommen kann! Zur Vertiefung der Heilwirkung muss der Körper während und nach dem Wickel unbedingt in einem Ruhezustand sein. Am besten legt man sich ins Bett und deckt sich warm zu.

Ein Wickel wirkt lokal an der aufgelegten Stelle und auf den ganzen Organismus. Er regt die Durchblutung und Funktion der Haut an und unterstützt die Ausscheidung von krankheitsbedingten Stoffen. Nach Pfarrer Kneipp wirkt ein Wickel auflösend und ausleitend. Der Körper wird entlastet, und Wärmehaushalt, Kreislauf und Nervensystem regulieren sich. Auch innere Organe können über den Reflexbogen, Haut – Rückenmark – Organ, erreicht werden. Ein Wickel beruhigt, entspannt und lindert Schmerzen. Die gesamten Kräfte der Abwehr und Selbstheilung werden aktiviert. Ein Wickel hat aber noch einen anderen Aspekt. Über ihn kann man sich und auch anderen Zuwendung und Liebe schenken. Durch diese vielfältigen Wirkungen wird die körperliche, seelische und geistige Ebene beeinflusst und eine ganzheitliche Heilung gefördert.

# Die verschiedenen Wickel

## Kopfwickel

Bei Kopfschmerzen, Migräne, Hirnhautentzündung, Fieber. Ein zum Dreieck gefaltetes Baumwolltuch wird wie ein »Kopftuch« nicht vorne, sondern hinten zusammengesteckt oder gebunden. Die Stirn mit einbeziehen.

## Halswickel

Bei Halsweh, Mandelentzündung (Angina), Entzündungen der Hals- und Rachenschleimhaut und der Halslymphknoten, Kehlkopfentzündung, Schilddrüsenentzündung.
Der Wickel umschließt den ganzen Hals.

## Brustwickel

Bei akuten und chronischen Entzündungen der Atmungsorgane, wie Bronchitis, Bronchialasthma, Keuchhusten u. a., Rippenfell- und Lungenentzündung, Herzentzündung.
Dieser Wickel wird zirkulär um den Oberkörper geführt und reicht von den Achselhöhlen bis zum untersten Rippenbogen.

## Bauchwickel

Bei Erkrankungen, Schmerzen und Krämpfen von Magen, Leber, Galle, Bauchspeicheldrüse und der Nieren; beruhigt und fördert das Einschlafen.
Der Bauchwickel wird zirkulär vom unteren Brustkorbbereich bis unterhalb des Nabels gewickelt.

## Leibwickel (Lendenwickel)

Bei Erkrankungen der Bauch- und Beckenorgane, wie Dünndarm, Dickdarm, Blinddarm, Eierstöcke, Gebärmutter, Regelschmerzen, Beschwerden in den Wechseljahren sowie zur Steigerung der Abwehr durch Anregung der Milz, bei Nervosität und Schlafstörungen.
Das »Universalmittel Lendenwickel« wird um den ganzen Unterkörper vom Nabel bis zur Mitte des Oberschenkels gelegt.

## T-Wickel

Bei Entzündungen der inneren und äußeren Geschlechtsteile, Hämorrhoiden, Blasenentzündung, Prostataentzündung.
Der T-Wickel wird wie eine Windel mit einem Dreiecktuch gewickelt. Die Dreieckspitze wird zwischen den Beinen durchgezogen und vorne mit den zwei anderen Enden und Sicherheitsnadeln befestigt.

## Rumpfwickel

Bei starkem Fieber, Grippe, Gliederschmerzen, Durchblutungsstörungen von Armen und Beinen, kalten Füßen, zur Erhöhung der Widerstandskraft.
Die Wickeltücher werden um den gesamten Rumpf, von den Achselhöhlen bis zur Leiste, gewickelt.

## Kreuzwickel

Bei Weichteilrheumatismus, Bronchitis, Lungenentzündung, Rückenschmerzen, Nacken- und Schulterverspannung.
Der Kreuzwickel besteht aus zwei Bahnen Wickeltüchern, die wie ein Kreuz gelegt werden. Auf den Mittelpunkt des Kreuzes legt man sich mit dem Rücken und führt die Enden über die Schultern und auf den Seiten über dem Brustkorb zusammen. Die Tücherenden werden mit Sicherheitsnadeln befestigt.

## Armwickel

Bei Verletzungen, Tennisarm, Sehnenscheidenentzündung, Schleimbeutelentzündung.
Der Armwickel umhüllt den ganzen Arm vom Handgelenk bis zur Achselhöhle oder kann auch nur um den Unter- oder Oberarm gewickelt werden.

## Handwickel

Bei Sehnenscheidenentzündung, Karpaltunnelsyndrom, Verletzungen, Verbrennungen, Rheuma, Gicht.
Die ganze Hand wird mit einem Dreiecktuch möglichst faltenfrei bis über das Handgelenk eingebunden.

## Beinwickel

Bei Entzündungen der Venen und Lymphgefäße, Durchblutungsstörungen, Krampfadern, Cellulitis.
Dieser Wickel wird um das gesamte Bein gelegt.

## Wadenwickel

Bei Fieber, Unterschenkelgeschwüren, Venenentzündungen, Schlafstörungen, allgemeiner Unruhe.
Der Wadenwickel bedeckt den ganzen Unterschenkel vom Fußgelenk bis zur Kniekehle. Für eine Allgemeinwirkung, zum Beispiel bei Fieber und Schlafstörungen, wird er beidseitig angelegt.

## Gelenkwickel

Bei akuten und chronischen Entzündungen der Gelenke (Arthritis, Arthrose), Gelenkerguss, Schleimbeutelentzündung.
Der Wickel sollte zur oberen und unteren Seite des Gelenks eine Handbreit herausragen.

## Fußwickel, »Nasse Socken«

Bei Verletzungen, Krampfadern, Fieber, Schlafstörungen, Kopfschmerzen, Gicht.
Der Fußwickel wird wie der Handwickel mit einem Dreiecktuch gewickelt. Die Alternative sind »Nasse Socken«. Sie liegen fest an und sind auch für Ungeübte schnell und einfach durchzuführen. Dafür braucht man zwei Paar Baumwollsocken und ein Paar Wollsocken, die den Fuß einschließlich Knöchel bedecken. Das erste Paar Baumwollsocken wird mit konzentriertem Heilerdewasser getränkt, ausgewrungen und übergestülpt, trockene Socken werden darüber gezogen, den Abschluss bilden die Wollsocken.

## Das Lehmhemd

Bei Fieber, Sonnenbrand, Hauterkrankungen; weitere Anwendungen siehe Rumpfwickel. Das Lehmband ist durch Sebastian Kneipp bekannt geworden. Man braucht dazu zwei ausgediente kurzärmelige T-Shirts oder Hem-

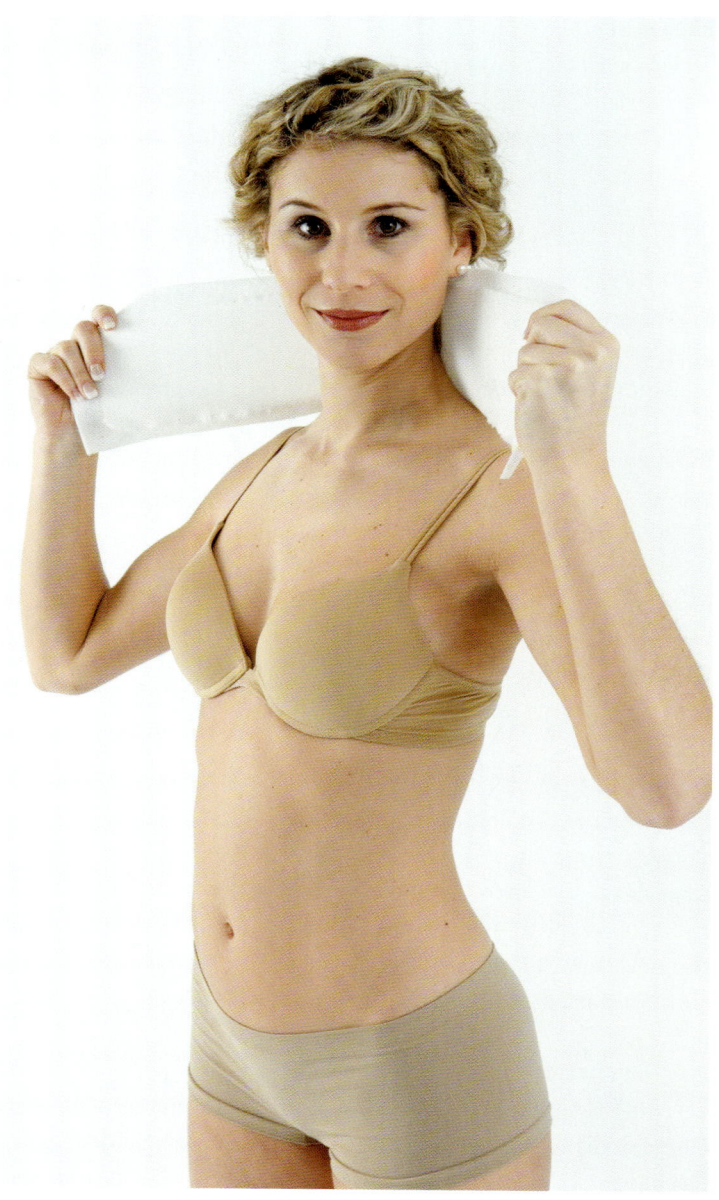

Halswickel

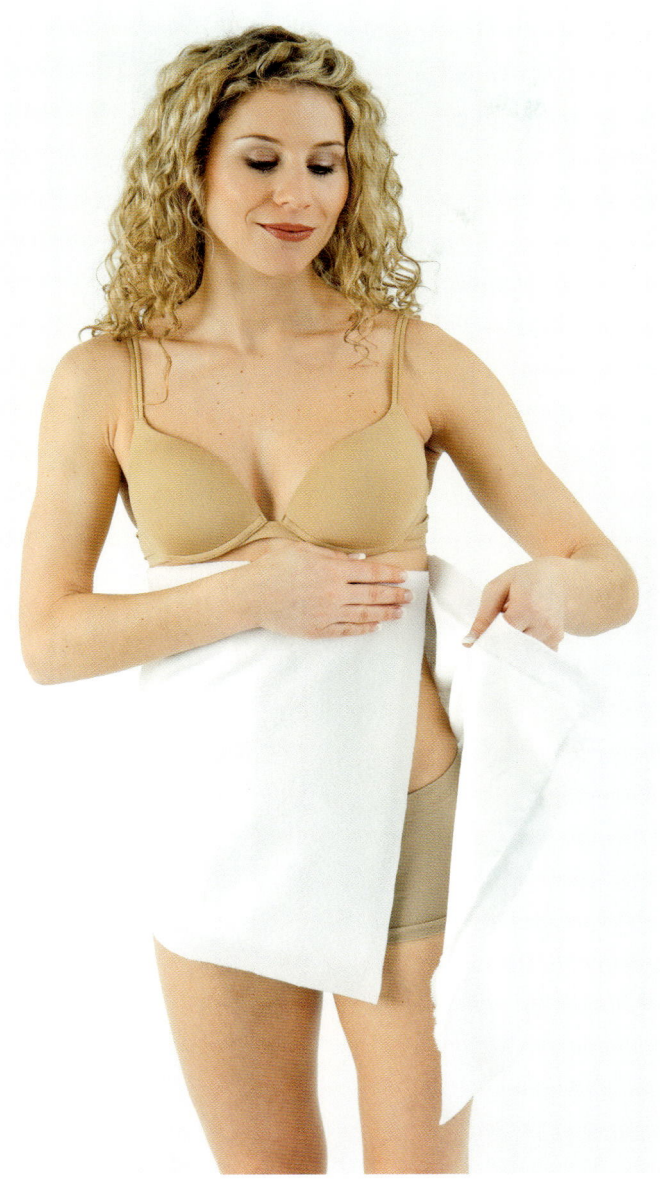

Bauchwickel

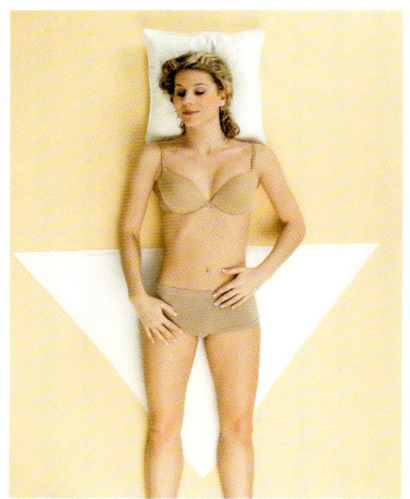
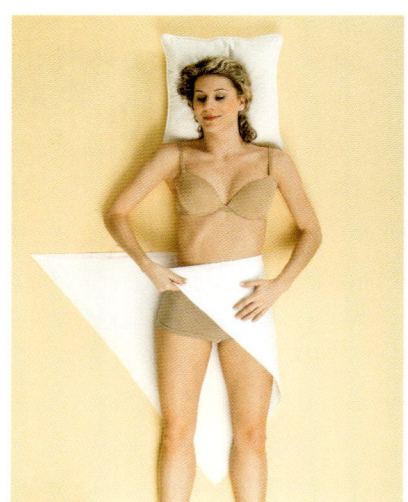
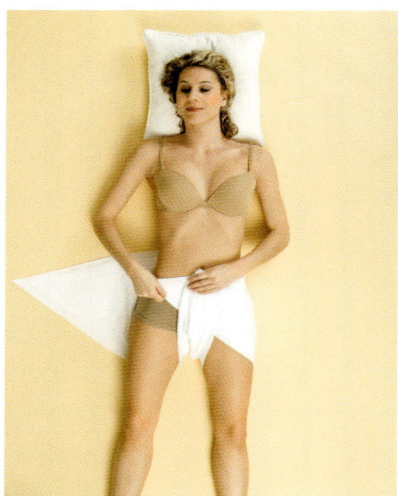

T-Wickel

44

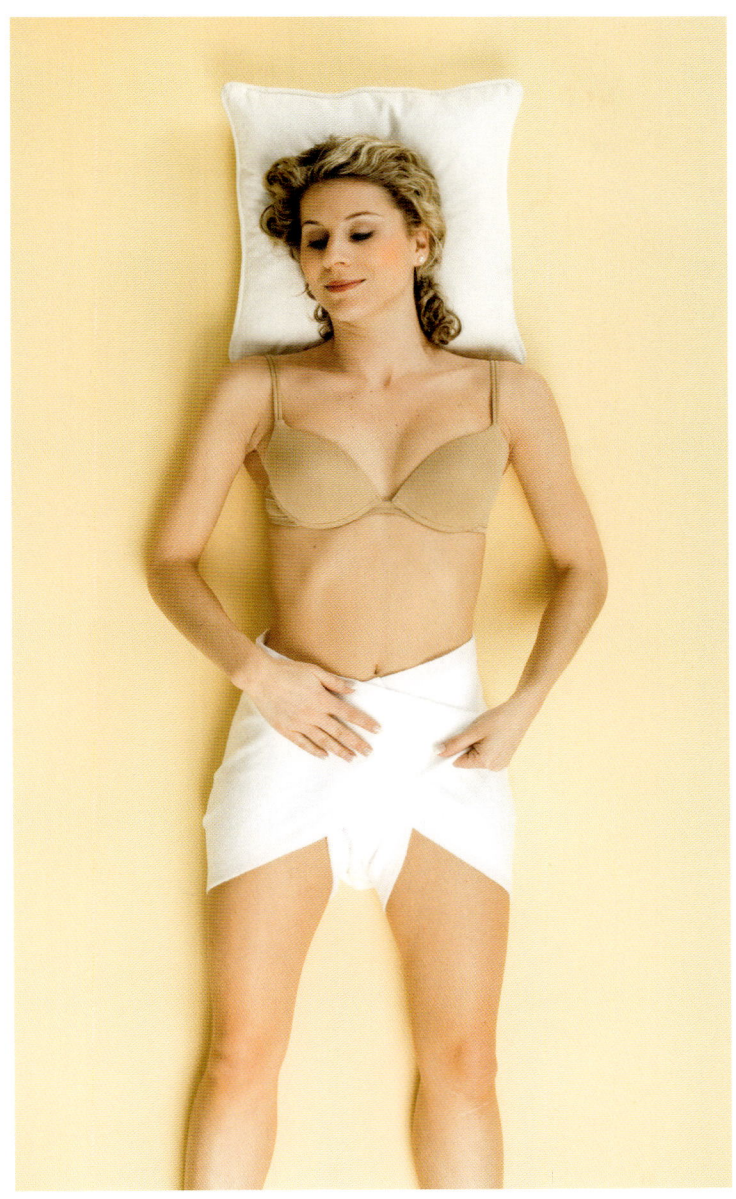

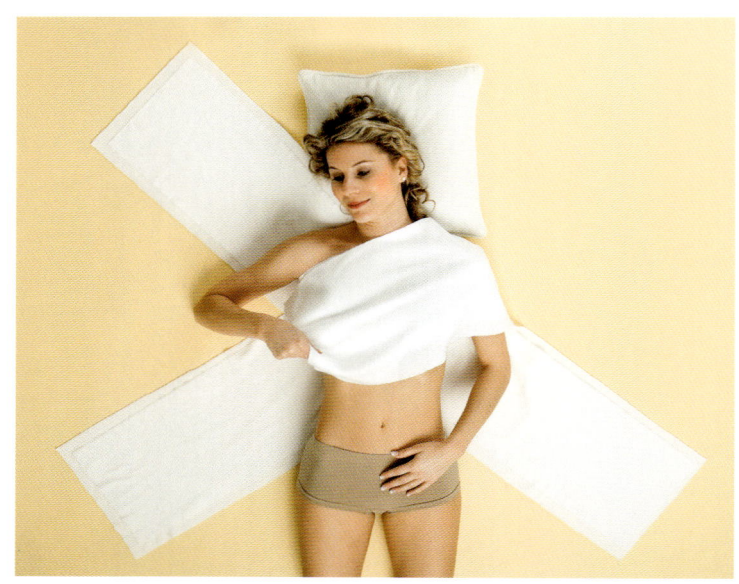

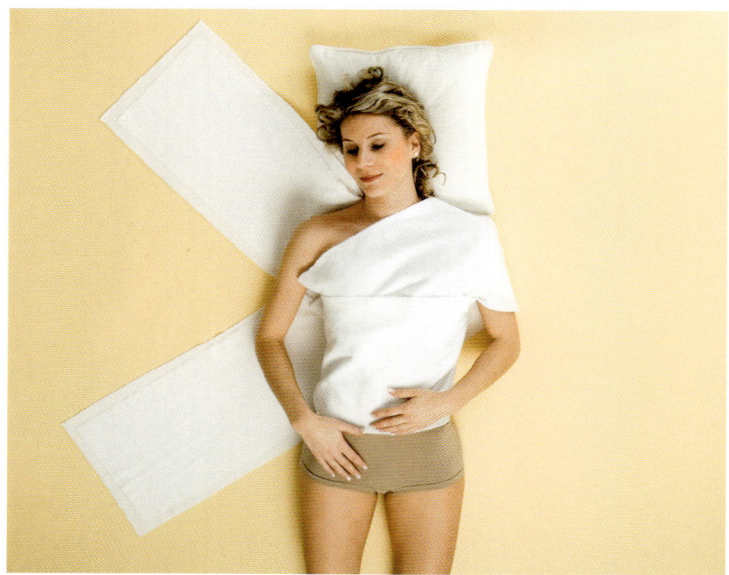

Kreuzwickel

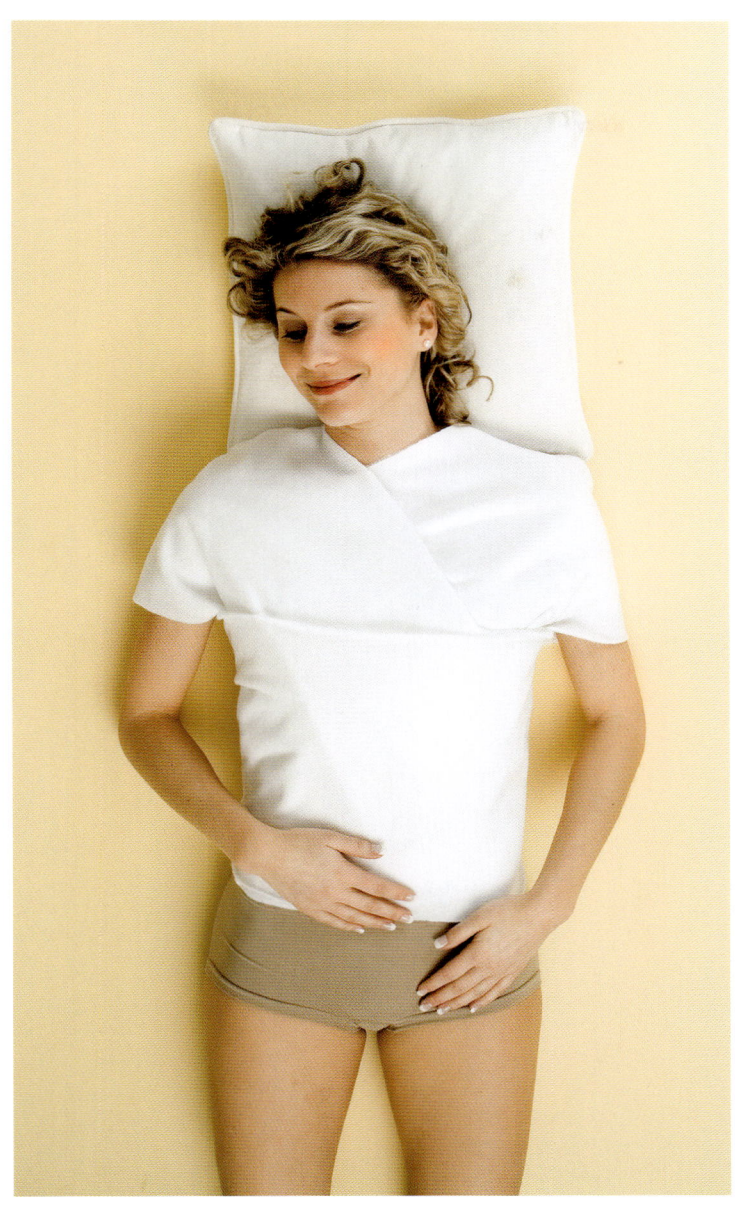

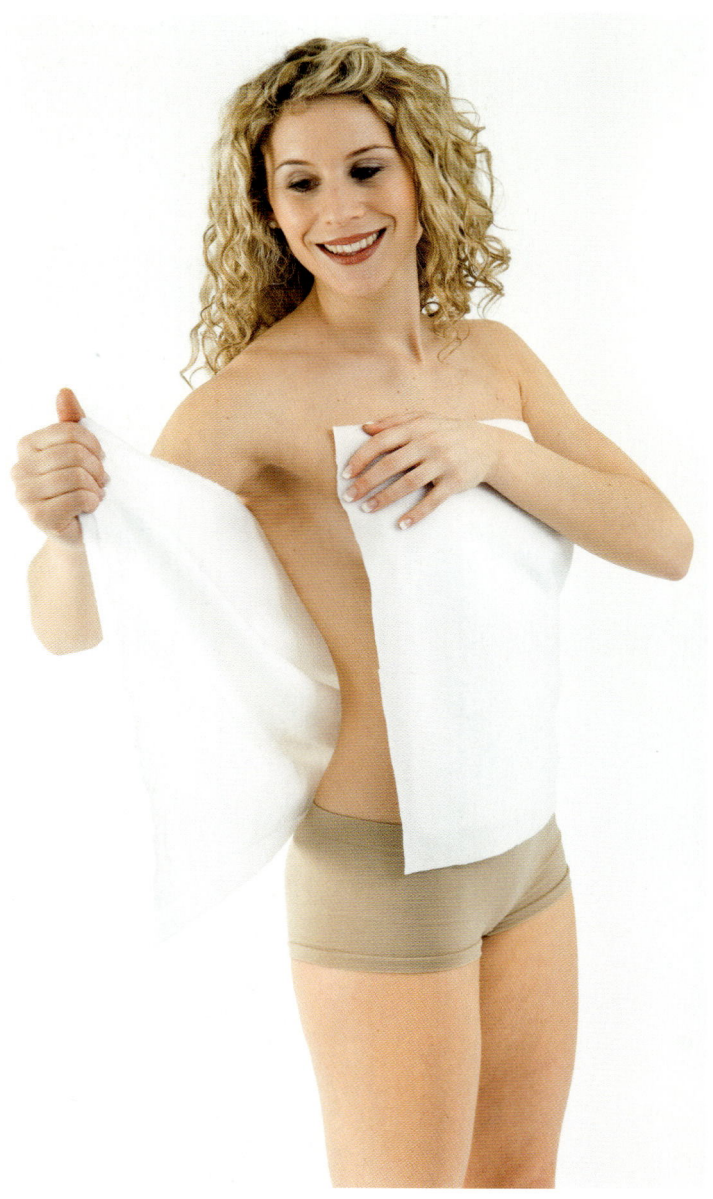

Rumpfwickel

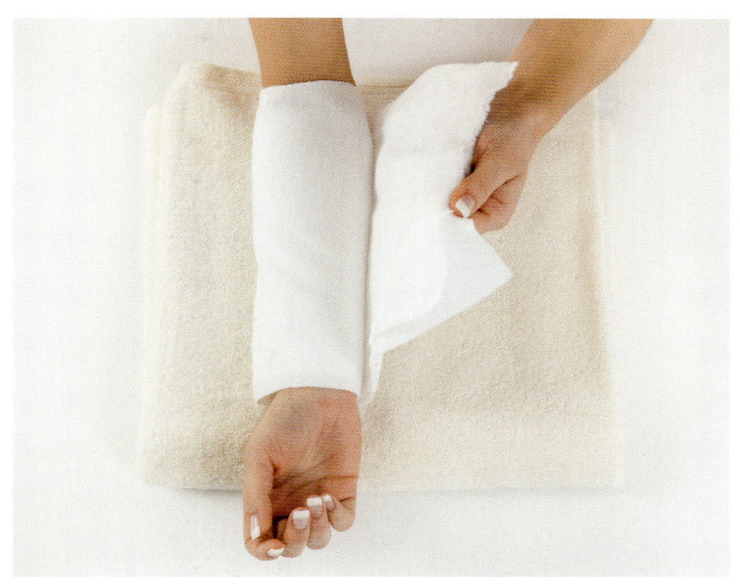

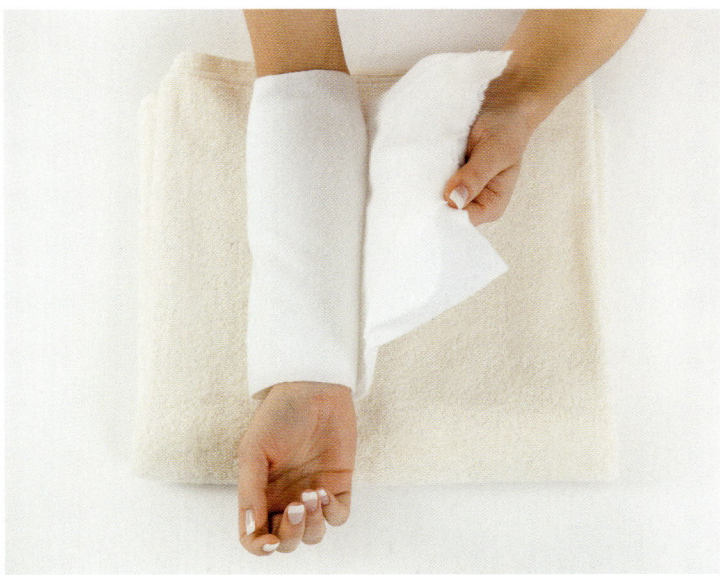

Armwickel

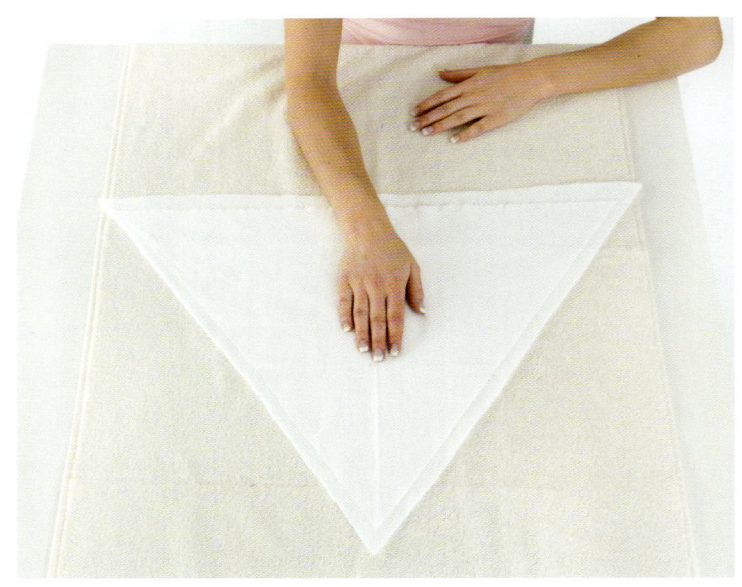

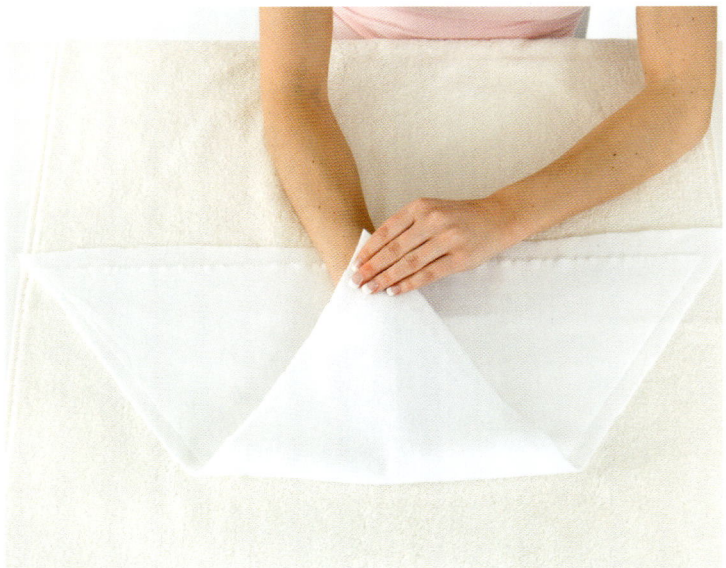

Handwickel

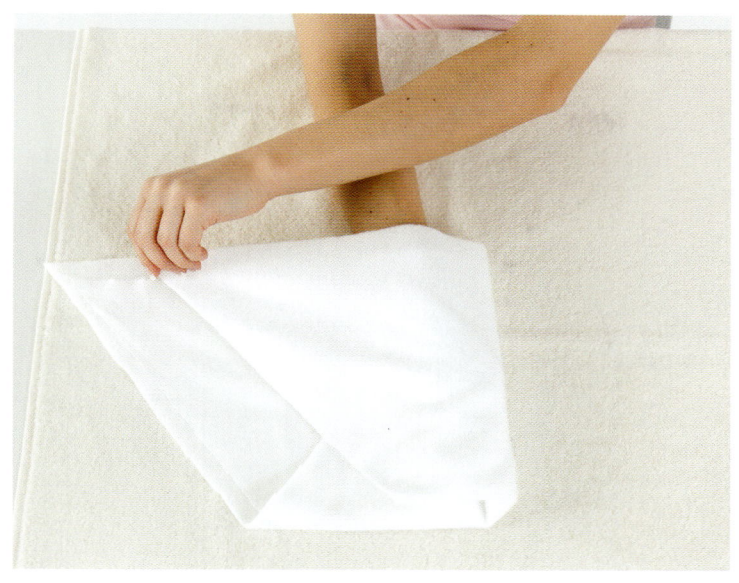

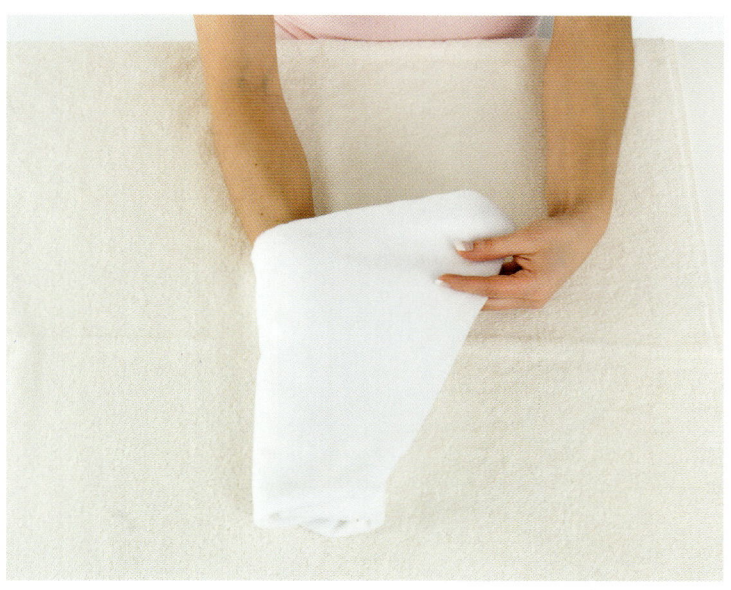

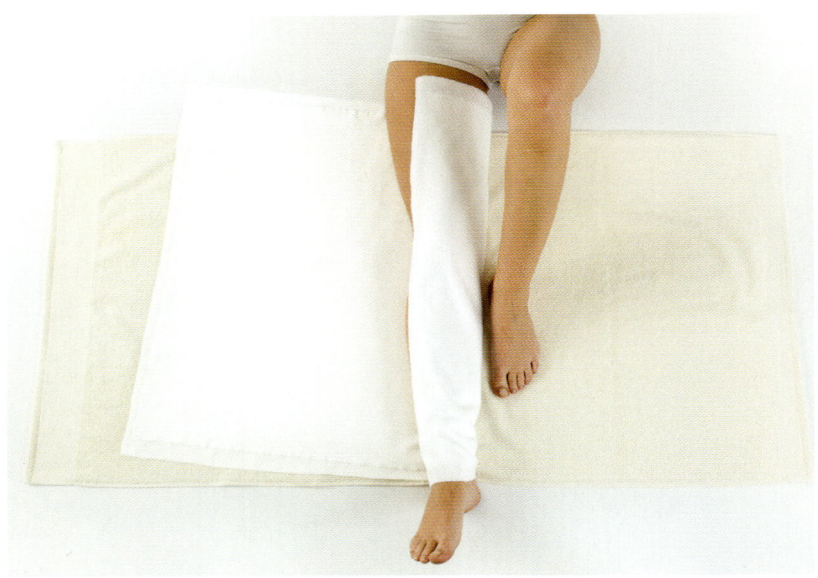

Beinwickel

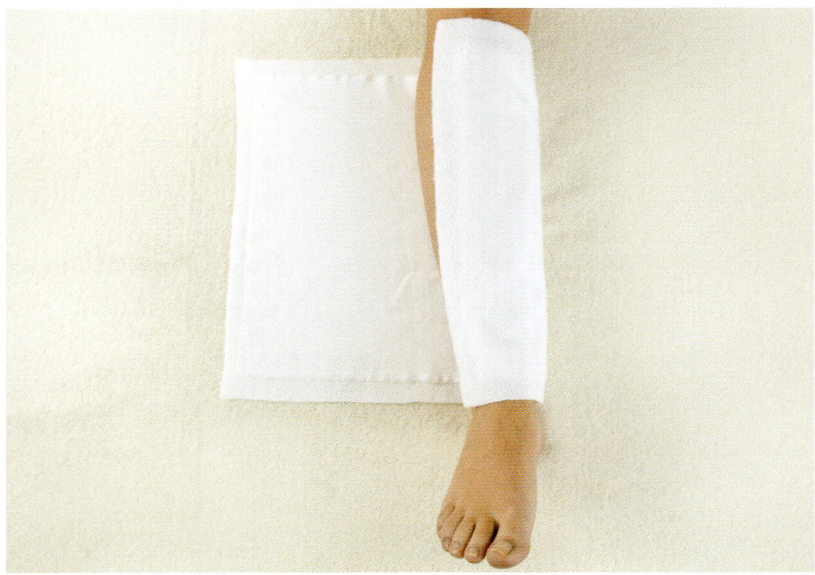

Wadenwickel

52

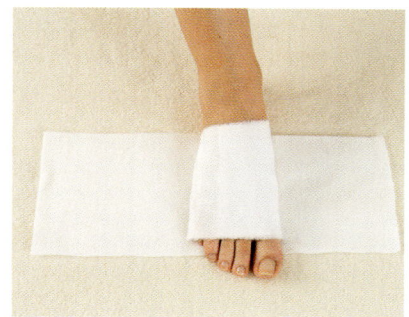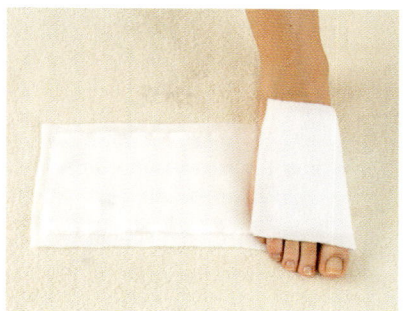

Fußwickel

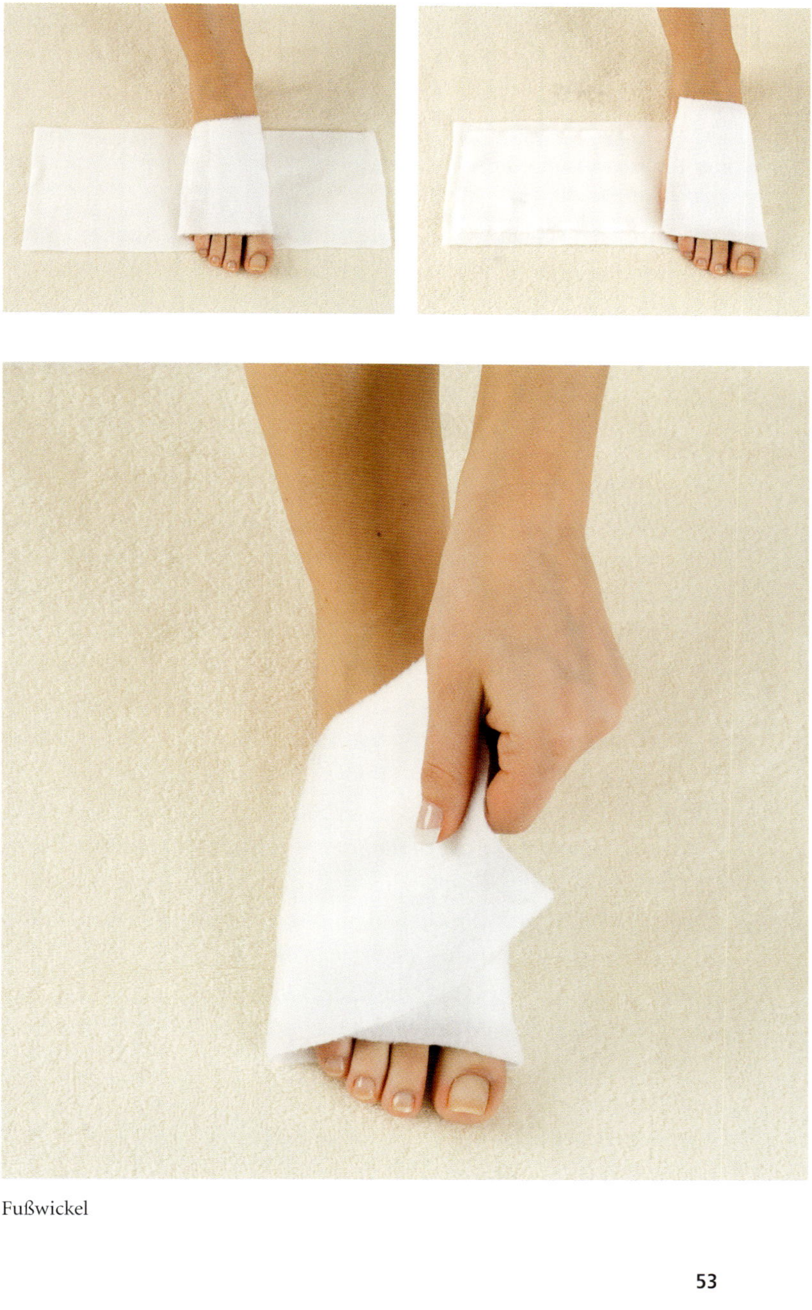

den und eine Wolldecke. Die T-Shirts müssen jedoch hinten aufgeschnitten werden, um das Anziehen im nassen Zustand zu erleichtern. Ein Hemd wird in ein Heilerdewasser bzw. dünnen -brei getaucht und ausgedrückt, bis es nicht mehr tropft, und dann vorsichtig angezogen. Darüber kommt ein trockenes Hemd. Zum Abschluss wickelt man sich in eine Wolldecke ein und legt sich ins Bett.

Durch das Lehmhemd wird die Ausscheidung und Ableitung von Stoffwechselgiften über die Haut angeregt. So kommt es zur Entgiftung und Entlastung des Organismus. Die basisch wirkende Heilerde neutralisiert anfallende saure Stoffwechselprodukte, was sich positiv auf den Körper und die Haut auswirkt. Entzündungsreaktionen wie Rötung, Wärme und Schmerzen lassen sehr schnell nach.

### Die Heilerde-Auflage

*Die Heilerde-Auflage eignet sich bei fast allen Erkrankungen.*

Sie unterscheidet sich vom Wickel dadurch, dass das innerste Tuch nicht um das entsprechende Körperteil geschlungen wird, sondern nur die beiden äußeren. Das innerste Tuch wird mehrfach gefaltet und wie beim Wickel mit konzentriertem Heilerdewasser getränkt oder angefeuchtet und mit Heilerdebrei bestrichen. Es liegt direkt auf der zu behandelnden Körperstelle auf. Die Auflage wird bei Trocknung oder Erwärmung nach etwa 20–90 Minuten vorsichtig mit feuchtwarmen Tüchern abgenommen. Die verbleibenden Heilerdespuren dienen der Haut zur Regeneration, Pflege und zum Schutz. Während und nach der Auflage soll, wie bei jeder Heilerde-Anwendung, geruht werden.

Da die Heilerde-Auflage nicht wie ein Wickel das ganze Körperteil von allen Seiten erfasst, steht an erster Stelle die lokalisierte Wirkung und an zweiter die Allgemeinwirkung. Eine Auflage wirkt sanft und milder als ein Heilerdepflaster oder -wickel.

### Gesichtsmaske

*Allgemein bei Hautkrankheiten und zur Pflege, Reinigung und Regeneration der Haut, bei unreiner, fettiger Haut (Pickel, Mitesser, Pusteln),*

*Akne, Sonnenbrand, Ausschlägen, Falten, Gesichtsschmerzen, Trigeminusneuralgie.*
Für eine Heilerdemaske braucht man etwa 4–8 Teelöffel Heilerde. Je nach Hautbeschaffenheit kann der Heilerdebrei mit Wasser, Tee, Milch oder Saft angerührt, oder es können bestimmte Zusätze wie Aromaöle, Essig, Quark, Sahne, Pflanzenöl, Weizenkleie, Eigelb usw. zugesetzt werden. Der Brei sollte streichfähig sein. Zum Auftragen verwendet man am besten einen Pinsel. Die fertige Masse wird auf das ganze Gesicht gestrichen, wobei die Partien um die Augen und den Mund frei bleiben. Eine dick aufgestrichene Maske wirkt intensiver, braucht aber länger zum Trocknen. Durchschnittlich bleibt die Maske 20–30 Minuten auf dem Gesicht. Für diese Zeit sollte man sich etwas Ruhe gönnen. Eine Aromalampe mit den entsprechenden ätherischen Ölen (zum Beispiel Lavendel) und Musik fördern die Entspannung. Eine intensive Reinigung wird durch eine vollständige Trocknung des Heilerdebreis erreicht.

Wer zu roten Äderchen (Couperose) neigt, muss die Maske vor dem Antrocknen entfernen, da sich die Couperose durch die vermehrte Durchblutung verschlimmern kann. Die Maske wird nach der Trocknung mit kaltem oder lauwarmem Wasser abgespült oder mit einem feuchten Tuch sanft abgerieben. Die Haut wird so von abgestorbenen Hautschüppchen befreit (Peeling).

Bei empfindlicher, trockener oder gespannter Haut kann danach eine Gesichtscreme oder Jojobaöl aufgetragen werden. Jojobaöl, eigentlich ein Wachs, wird von der Haut vollständig aufgenommen und hinterlässt keine Fettspuren. Es wäre aber gut, wenn man auf diese Nachbehandlung zumindest am Abend verzichtet, da die Haut durch die Heilerde zur Ausscheidung aktiviert wird und durch Cremes nicht behindert werden sollte. Die Gesichtsmaske sollte bei normaler und empfindlicher Haut einmal, bei fetter und unreiner Haut zweimal pro Woche aufgelegt werden.

Spezielle Anwendungen für die verschiedenen Hauttypen und Schönheitsprobleme siehe Seite 121.

Durch die Heilerdemaske kommt es zur Pflege, tiefen Reinigung und Regeneration der Haut. Der Stoffwechsel und die Durchblutung werden angeregt und die Poren geöffnet und gereinigt. Überschüssiger Talg, Hautausscheidungen und abgestorbene Hautzellen werden aufgenommen und entfernt. Der natürliche Säuremantel wird ausgeglichen und wiederhergestellt, so dass sich fette oder empfindliche Haut normalisiert und irritierte Haut beruhigt. Die vermehrte Durchblutung der Haut führt zu einer besseren Sauerstoffversorgung des Gewebes. Ein frischer, rosiger Teint und eine vorübergehende leichte Rötung der Haut bestätigen dies. Die in der Heilerde enthaltenen Mineralien und Spurenelemente werden zum Teil von der Haut aufgenommen. Falten werden geglättet und die Haut leicht gestrafft.

### Gurgelwasser

*Bei Zahnfleischbluten, Entzündungen von Zahn, Zahnfleisch, Mundschleimhaut (Aphthen, Soor usw.), Zunge und Gaumen, Mundgeruch, Angina, Reiztherapie bei Erkrankungen der Verdauungsorgane.*

Als Gurgelwasser dient ein lauwarmes, mildes oder konzentriertes Heilerdewasser (pro Glas 2 Teelöffel Erde). Um die Heilwirkung zu verstärken, kann man je nach Erkrankung 5–10 Tropfen eines ätherischen Öles (zum Beispiel Nelke oder Pfefferminze) bzw. ein fertiges Gemisch (Salviathymol) zugeben. Auch ein Heilerdewasser mit lauwarmem Tee aus Kamille, Salbei, Zinnkraut oder Blutwurz ist bei Erkrankungen im Mund- und Rachenraum sehr hilfreich.

Das Heilerdewasser bindet Bakterien, Pilze und deren Stoffwechselprodukte. Der Mund- und Rachenraum wird gereinigt und die Vermehrung der Erreger gestoppt. Die Entzündung heilt ab und die Schmerzen lassen nach.

### Nasenbad

*Bei Schnupfen, Nebenhöhlenentzündungen, Ohrenschmerzen.*

Für ein Nasenbad wird ein konzentriertes Heilerdewasser, eventuell mit Kamillentee, hergestellt. Es wird ein- bis zweimal täglich wie folgt durchgeführt: Die Nase in das Heilerdewasser tauchen, dabei ein Nasenloch zuhalten und das Wasser durch das andere Nasenloch hochziehen. Danach die andere Seite spülen.

Durch diese Spülungen werden Krankheitserreger und Schleim sorbiert und entfernt. Entzündungen, auch der Ohren, werden positiv beeinflusst und klingen ab.

## Teil- und Vollbad

*Bei Hauterkrankungen (Dermatitis, Ekzem, Allergien), Blasen- und Nierenentzündung, Erkrankungen des Bewegungsapparats, Rheuma, Depressionen, Beschwerden in den Wechseljahren, Unterleibsbeschwerden, Grippe, Koliken (zum Beispiel bei Nierensteinen), zur Anregung des Stoffwechsels, Entgiftung, Entsäuerung und Steigerung des Allgemeinbefindens.*

Für ein Vollbad etwa 0,5–1 kg Heilerde in die Badewanne mit warmem Wasser (etwa 36–38 °C) rühren. Die Wassertemperatur soll als angenehm empfunden werden und keinesfalls zu heiß sein. Beginnen Sie mit 5–10 Minuten und dehnen Sie das Bad dann langsam auf 20–30 Minuten aus. Danach duschen oder sich gleich abtrocknen. Die Wirkung wird jedoch verstärkt, wenn man das Heilerdewasser auf der Haut trocknen lässt, bevor man sich abduscht. Der Trocknungsprozess wirkt anregend, soll aber nur in einem warmen Badezimmer durchgeführt werden. Nach dem Bad legen Sie sich zum Nachschwitzen für 1–2 Stunden ins Bett oder das Ganze am Abend durchführen und danach gleich schlafen gehen.

Für Herz-Kreislauf-Kranke reicht eine Badedauer von 10 Minuten oder ein Teilbad. Bei den Teilbädern (Sitzbad, Arm- oder Fußbad) tauchen nur bestimmte Körperteile ins Wasser. Sie belasten den Kreislauf weniger als Vollbäder, wirken aber auch nicht so intensiv. Die Badedauer beträgt 5–10, maximal 20 Minuten. Außerdem gilt: Je höher die Temperatur, umso kürzer das Bad.

Heilerdevollbäder können zwei- bis dreimal wöchentlich, Teilbäder sogar täglich durchgeführt werden. Als Badezusatz geben Sie 10 Tropfen eines für den Hauttyp geeigneten ätherischen Öles zu. Ein Heilerdebad wirkt sich positiv auf den ganzen Organismus aus. Es kommt zu einer Steigerung der Blutzirkulation und damit zur Anregung von Haut, Organen und Stoffwechsel. Hauterkrankungen beruhigen sich, und der Körper wird zur Reinigung und Regeneration motiviert. Auch die Seele entspannt sich.

Tipp: Damit es nicht zu einer Rohrverstopfung kommt, immer ein feinmaschiges Stofflappchen auf den Ausguss legen. Die Erde als Dünger verwenden oder auf den Komposthaufen werfen.

*Das Felke-Bad*
Noch heute gibt es in Bad Sobernheim mehrere Kurhotels, die die Felke-Kur professionell durchführen. Die mit Holz ausgekleidete Grube wurde durch Wannen ersetzt, in die ein Lehmbrei gefüllt wird. Das Lehmbad wird unter freiem Himmel genommen und dient der Reinigung, Entschlackung und Regeneration. Gerade bei hartnäckigen, chronischen Leiden ist eine intensive Reinigungskur unter Aufsicht sehr zu empfehlen.

**Der Heilerde-Einlauf**
*Bei Fieber, Fastenkuren, Darmerkrankungen, Verstopfung, Infektionskrankheiten, zur Stärkung des Immunsystems.*
Für den Einlauf braucht man einen handelsüblichen Irrigator oder ein Klistier aus der Apotheke, in den man eine Mischung aus 1 Liter lauwarmem Wasser oder Kamillentee mit 2–3 Esslöffeln Heilerde füllt. Die Anwendung wird wie vom Hersteller angegeben durchgeführt. Das Heilerdewasser soll möglichst lang im Körper bleiben, denn nur so kann die Heilerde Giftstoffe aufnehmen. Der Einlauf kann bei einer Fastenkur täglich, bei Infektionskrankheiten an drei aufeinanderfolgenden Tagen und sonst nach Bedarf angewendet werden.

# Die häufigsten Beschwerden und Krankheiten und ihre Behandlung

Da sich auch schwere Erkrankungen in Form von gewöhnlichen Symptomen wie Kopfschmerzen oder Gewichtsabnahme zeigen können, sollten Sie sich zu Ihrer Sicherheit mit einem erfahrenen Naturheilpraktiker austauschen. Heilerde kann wahre Wunder vollbringen, doch die der Krankheit zugrunde liegende Störung muss bekannt sein, um eine Behandlung sachgemäß und erfolgreich durchführen zu können.

Die Anwendungsmöglichkeiten der Heilerde sind aufgrund der Wirkungsweise sehr vielfältig und werden mit anderen Naturheilmitteln und Therapien abgerundet. Die angegebenen Teemischungen können auch zum Anrühren der Heilerde für eine äußerliche Anwendung verwendet werden. Dosierungen sind für Erwachsene angegeben, Kinder bis zum 12. Lebensjahr erhalten die halbe Dosis. Ausdrücklich sei an dieser Stelle noch auf die allgemeinen Hinweise zur Anwendung und Wirkungsweise der Heilerde im Anhang hingewiesen.

## Abszesse und Furunkel

Ein Abszess ist eine eitrige Einschmelzung von Körpergewebe. Der Eiterherd kann überall im Körper auftreten und wird durch Bakterien wie Staphylokokken oder Streptokokken hervorgerufen. Entzündet sich ein Haarbalg in dieser Form unter der Haut, spricht man von einem Furunkel. Eine Abwehrschwäche, chronische Erschöpfung, falsche Ernährung und ein Vitamin-A-Mangel fördern die Bildung von Furunkeln und Abszessen. Tritt ein Abszess oder Furunkel immer wieder oder gehäuft auf (Furunkulose), können hormonelle Störungen, Gicht oder Diabetes die Ursache sein. Heilerde desinfiziert, trocknet aus, nimmt die Entzündung und lindert die damit verbundenen Schmerzen.

## Heilerde-Anwendungen

Bei entzündeten, schmerzhaften Abszessen und Furunkeln wird ein dickflüssiger Heilerdebrei mit kaltem, abgekochtem Wasser oder Kamillentee angerührt und direkt auf den Abszess/Furunkel aufgebracht. Um die Heilung eines verhärteten chronischen (kalten) Abszesses oder Furunkels anzuregen, muss das Heilerdepflaster so warm wie möglich angewendet werden. Ein Heilerdepflaster kann je nach Schwere der Erkrankung bis zu viermal täglich angewendet werden. Zwischendurch wird der Abszess/Furunkel mit trockener Heilerde eingerieben. Sobald der Abszess/Furunkel offen ist, halten Sie die Stelle mit Heilerde-Umschlägen feucht, so dass der Eiter abfließen kann. Die Heilerde-Auflagen unbedingt bis zur Heilung weiterführen. Ein Bauchwickel mit Heilerdewasser regt die Ausscheidungsorgane an und entgiftet. Die äußerliche Anwendung wird durch die Einnahme von Heilerde einmal täglich 1 Teelöffel, morgens auf nüchternen Magen, ergänzt.

## Was Sie zusätzlich tun können

Die Reifung eines kalten Abszesses/Furunkels und die Sammlung von Eiter kann durch eine heiße Bockshornklee- oder Leinsamen-Auflage im Wechsel mit einem Heilerde-Essig-Brei gefördert werden. Ein Bockshornklee- oder Leinsamenbrei wird aus den gemahlenen Samen mit wenig Wasser gekocht und auf die entsprechende Stelle gestrichen. Auch die Zugabe von Teebaumöl zum Heilerdebrei hat sich bewährt. Die Erreger werden dadurch abgetötet. Entleert sich der Abszess/Furunkel nicht von selbst, muss ein Therapeut mit einem kleinen Schnitt nachhelfen. Bitte keine Selbstversuche, da durch die Ausbreitung des Eiters nach innen eine Blutvergiftung verursacht werden kann. Finger weg von Abszessen/Furunkeln an Kopf, Gelenken und an der Brust! Diese Behandlung ist Ärzten vorbehalten. Auf offene Abszesse/Furunkel darf bis zur Ausheilung nur ein mit abgekochtem Wasser oder Kamillentee angerührter Heilerdebrei aufgelegt werden. Dabei sehr auf die Hygiene achten! Durch eine vitamin- und mineralstoffreiche Ernährung, beispielsweise durch Rohkost, können der Stoffwechsel und das Immunsystem stabilisiert und ein erneutes Auftreten verhindert werden.

### Reinigungstee bei Abszessen und Furunkeln

Schafgarbe 30 g, Birkenblätter 30 g, Labkraut 30 g, Bockshornklee 20 g und Hagebutte 20 g. 2 Teelöffel dieser Mischung mit ¼ Liter kochendem Wasser übergießen, 15 Minuten ziehen lassen und abseihen. Drei Tassen täglich lauwarm und ungesüßt trinken.

## Akne

Bei Akne verstopfen die Ausführgänge der Talgdrüsen. Dadurch kann der Talg nicht abfließen, ein idealer Nährboden für Bakterien entsteht und Entzündungen der Haut in Form von Mitessern, Pickeln und Pusteln (kleinen Abszessen) bilden sich. Die Übergänge von unreiner Haut zu Akne sind oft fließend. Sie entsteht meist während der Pubertät und der Wechseljahre. Die hormonelle Umstellung und eine vermehrte Bildung von Stoffwechselgiften überfordern den Körper. Oder ein allgemein gestörter und überlasteter Stoffwechsel führt zur Ausscheidung von Giftstoffen über die Haut. Verstopfung, eine gestörte Darmflora und die Unverträglichkeit bestimmter Lebensmittel fördern aus diesem Grund die Akne. Heilerde hilft, Haut und Darm ins Gleichgewicht zu bringen und entgiftet und entsäuert den Körper.

### Heilerde-Anwendungen

Aknebehandlungen mit Heilerde werden immer nach der Reinigung mit einer milden, seifenfreien Waschlotion durchgeführt. Tägliche Waschungen mit lauwarmem Lehmwasser wirken sich positiv auf das Hautbild aus.

Zwei- bis dreimal wöchentlich sollte eine Heilerde-Gesichtsmaske mit Essig oder Kräuterabsud, zum Beispiel Arnika, aufgestrichen werden. Nach der Trocknung wird die Heilerde mit den Fingerkuppen sanft abgerubbelt. Abgestorbene Hautschüppchen werden entfernt und der

Talg kann wieder besser abfließen. Sind das Dekolleté und der Rücken betroffen, ist ein Lehmhemd zu empfehlen.

Zur Darmregulierung und Entgiftung des Körpers zwei- bis dreimal täglich einen Teelöffel Heilerde einnehmen.

**Was Sie zusätzlich tun können**
Eine reizarme Ernährung ist unbedingt notwendig! Das bedeutet, fette, stark gewürzte und gesalzene Speisen sowie Schweinefleisch meiden. Alkohol, Tabak und Süßigkeiten, insbesondere Schokolade, fördern und verschlimmern eine Akne. Auf sie sollte man ganz verzichten. Eine vitamin- (A, B2, E) und ballaststoffreiche Ernährung ist sehr zu empfehlen.

Die Haut muss gut gereinigt, darf aber nicht gereizt werden. Am besten benützt man eine speziell dafür geschaffene Pflegeserie mit Teebaumöl. Teebaumöl wirkt antibakteriell, reizt jedoch die Haut nicht. Bei stark entzündeter Haut kann ein- bis zweimal wöchentlich ein fünfminütiges Gesichtsdampfbad mit Kamille durchgeführt werden. Anschließend wird die Haut mit einem groben Frotteehandtuch trockengerieben. Die reifen und oberflächlichen Entzündungsherde werden dadurch entfernt. Eine Teebaumöl-Gesichtslotion desinfiziert und heilt. Das Ausdrücken der Pickel sollte einer Kosmetikerin überlassen werden.

Durch Sport und vermehrtes Trinken werden die Ausscheidungsfunktionen aktiviert und die Reinigung des Körpers wird verbessert.

**Kräutertee bei Akne**
Stiefmütterchen, Faulbaumrinde, Walnussblätter, Queckenwurzel, Schachtelhalm und Isländisch Moos zu gleichen Teilen mischen. Ein Teelöffel dieser Mischung mit einer Tasse kochendem Wasser übergießen, 10 Minuten ziehen lassen und dann abseihen. Zweimal täglich eine Tasse genügt.

# Allergien

Allergie bedeutet »anders reagieren«. Das Immunsystem »spielt verrückt« und reagiert auf Substanzen, auf die normalerweise keine abnormale, überschießende Reaktion zu erwarten wäre. Die Veranlagung dazu ist bereits im Erbgut enthalten und tritt bei den betroffenen Personen (Atopiker) in Form verschiedener Krankheitsbilder auf. Je nachdem, wo bei dem Einzelnen die persönliche Schwachstelle sitzt, äußert sich die Allergie. Am häufigsten im Bereich der Atemwege, der Haut und des Darms, als Asthma, Neurodermitis oder Morbus Crohn. Bedingt durch Umweltverschmutzung und -vergiftung, Impfungen, Medikamente und Nährstoffmangel kommt es zu einer Beeinträchtigung der Abwehrorganismen, welche weitervererbt werden. Heilerde kann dem Körper die Neigung zu Allergien nicht nehmen. Sie entlastet jedoch das Immunsystem, indem sie Gifte aus der Nahrung und dem Darm bindet. Das Darmmilieu wird stabilisiert, das Immunsystem normalisiert sich und allergische Reaktionen lassen nach.

**Heilerde-Anwendungen**

Zur Stabilisierung des Immunsystems und zur Entgiftung zwei- bis dreimal täglich einen Teelöffel Heilerde in Wasser verrührt einnehmen. Am besten morgens auf nüchternen Magen, mittags eine halbe Stunde vor dem Essen und abends vor dem Schlafengehen. Durch diese Heilerdegabe wird auch ein möglicher Mangel an Mineralien ausgeglichen. Die Zunahme von allergischen Reaktionen wurde beispielsweise bei einem niedrigen Kupfer-Spiegel beobachtet.

Allergische Erscheinungen der Haut reagieren gut auf ein- bis zweimal täglich aufgelegte, kalte Heilerde-Auflagen und -wickel. Zur allgemeinen Umstimmung und zur lokalen Hautbehandlung ist ein Lehmhemd geeignet, das über Nacht am Körper bleiben kann.

Zwischendurch kann die entsprechende Hautstelle mehrmals täglich mit trockener Heilerde eingerieben werden. Besonders bei juckenden Allergien ist dies geradezu eine Wohltat.

Ein Bauchwickel am Abend vor dem Zubettgehen regt den Organismus zur Ausscheidung der angesammelten Schadstoffe an.

## Was Sie zusätzlich tun können

Auf Substanzen, die das Immunsystem ungünstig beeinflussen, ist vorübergehend zu verzichten. Diese können durch einen auf Allergien spezialisierten Heilpraktiker gefunden werden. Sobald der Körper entgiftet und stabilisiert ist, kann eine Bioresonanztherapie helfen, so genannte überschießende Reaktionen – wie die Fachleute »Allergien« nennen – zu vermeiden. Bei Allergien ist eine erhöhte Zufuhr an essentiellen Fettsäuren in Kombination mit Vitamin C, E, B-Komplex und Kalzium notwendig. Essentielle Fettsäuren sind zum Beispiel in kalt gepresstem Traubenkernöl, Leinöl und Nachtkerzenöl enthalten. Sie sind auch für viele andere Körperfunktionen unbedingt notwendig. Da körperlicher und psychischer Stress Adrenalin sowie bestimmte Substanzen freisetzt, die an einer allergischen Reaktion beteiligt sind (Histamin, Serotonin), ist es wichtig, in Harmonie mit sich und anderen (auch im Berufsalltag) zu leben. Autogenes Training, Meditation, Yoga, aber auch Bachblüten und Johanniskraut helfen, den Alltag möglichst ausgeglichen zu meistern.

## Heilkräutertee bei Allergien

Trinken Sie über einen längeren Zeitraum zweimal täglich eine Tasse Brennnesseltee (1 Teelöffel pro Tasse) mit Honig gesüßt. Es soll ein qualitativ hochwertiger Honig aus der näheren Umgebung sein, da dieser Pflanzensubstanzen enthält, die das Immunsystem trainieren. Der Honig darf erst in den bereits lauwarmen Tee eingerührt werden. Dann werden die Enzyme freigesetzt.

# Augenbeschwerden

Augenreizungen und -entzündungen nehmen heutzutage drastisch zu. Überanstrengungen durch zu lange Bildschirmtätigkeit und Allergien können Rötung, vermehrte Sekretion, Juckreiz und Brennen der Augen auslösen. Aber auch Wind, Kälte, Sonne, Staub und Rauch oder eine Grippe können Augenprobleme hervorrufen. Dauert die Entzündung länger als drei Tage und wurde sie durch keine der oben genannten Auslöser verursacht, sollte ein Augenarzt konsultiert werden; denn das Augenlicht ist durch nichts zu ersetzen! Bei alltäglichen Beschwerden jedoch kann Heilerde sehr nützlich sein. Sie beruhigt das entzündete Auge und lindert die Begleiterscheinungen.

## Heilerde-Anwendungen

Ein mildes Heilerdewasser wird mit Augentrost- oder Kamillentee hergestellt und zwei Wattepads oder Taschentücher werden mit dem Überstand benässt. 10–15 Minuten auf die Augen legen. Die Flüssigkeit soll und darf bedenkenlos ins Auge gelangen! Mehrmals täglich anwenden.

Zur Entgiftung und Versorgung des Körpers mit den notwendigen Mineralstoffen morgens nüchtern ein Glas Heilerdewasser trinken.

## Was Sie zusätzlich tun können

Gönnen Sie auch Ihren Augen eine Pause! Legen Sie dazu Ihre Hände so über die Augen, dass kein Licht durchdringt. Öffnen Sie die Augen und schauen Sie in die Dunkelheit. Entspannen Sie sich, bis sich Ihre Augen beruhigt haben und Sie kein Flimmern mehr sehen. Kontaktlinsenträger sollten von Zeit zu Zeit eine Brille tragen und die Linsen intensiv reinigen. Lesen Sie tagsüber, sonst ruinieren Sie sich die Augen. Gehen Sie öfter mal frühzeitig, mindestens aber vor Mitternacht ins Bett. Denn früh schlafen gehen bedeutet nicht nur Erholung für die Augen! Übrigens, Alkohol belastet die Leber und hat eine Schwächung der Augensehkraft zur Folge. Vitamin- und mineralstoffreiche Kost macht das Auge widerstandsfähiger. Bei langen Autofahrten und Berufen, die die Augen strapazieren, stärken und schützen Augenschutzkapseln N (Salus) mit Vitamin A, B2 und Heidelbeer-Extrakt zusätzlich die Augenfunktion.

### Heilkräutertee zur Stärkung der Augen

Fenchel 30 g, Augentrost 40 g, Himbeerblätter 30 g, Schöllkraut 25 g und Kornblume 30 g. 2 Teelöffel der Teemischung werden mit 250 ml kochendem Wasser übergossen. Nach etwa 15 Minuten abseihen und davon dreimal täglich eine Tasse trinken. Kurweise anwenden.

## Bindegewebsschwäche

Unser straffes Bindegewebe umhüllt, schützt und stützt die Organe, hält sie an ihrem Platz im Körper und versorgt sie über Nerven und Blutgefäße. Das weiche Bindegewebe, das so genannte vegetative Grundsystem, ist den Organzellen vorgeschaltet. Es sorgt für die Ernährung, den Abtransport der Stoffwechselschlacken, das Gleichgewicht von Temperatur, Wasser, Säuren und Basen. In ihm lagern sich auch die Stoffe und Schlacken ab, die der Körper nicht ausscheiden kann. Chronische Erkrankungen im Alter, wie Rheuma oder Arthritis, manifestieren sich im Bindegewebe und verändern es. Heilerde enthält durchschnittlich 50 % Kieselerde, die unter anderem für den Aufbau und die Festigung des Bindegewebes notwendig ist. Ihre basisch wirksamen Mineralstoffe und Spurenelemente gleichen den Säuren-Basen-Haushalt aus und sorgen dafür, dass Stoffwechselschlacken ausscheidungsfähig werden.

### Heilerde-Anwendung

Bei bestehenden Erkrankungen des Bindegewebes und des Säure-Basen-Haushaltes: Morgens und abends einen Teelöffel Heilerde in Wasser oder Zinnrauttee einnehmen. Vorbeugend: einen Teelöffel täglich, am besten abends.

## Blähungen

Bei jedem Verdauungsvorgang entstehen im Darm durch Abbauprozesse Gase. Üblicherweise werden sie mit der Stuhlentleerung problemlos ausgeschieden. Eine übermäßige starke Produktion und An-sammlung von Gasen führt jedoch zu starken Schmerzen, Krämpfen, Kopfschmerzen und Schlafstörungen. Darmgase können unter ande-rem einen Angina-pectoris-Anfall vortäuschen, wie beispielsweise beim Roemheld-Syndrom. Dabei sammeln sich Gase meist in der lin-ken Dickdarmkrümmung und drücken auf Zwerchfell, Lungen und Herz. Krankhaft gesteigerte Blähungen können viele Ursachen haben. An erster Stelle stehen Ernährungsfehler und Lebensmittel-Unver-träglichkeiten. Auch eine veränderte Bakterienflora nach Antibiotika-therapie, Fermentstörungen der Bauchspeicheldrüse, funktionelle Störung von Leber und Galle sowie die Über- und Untersäuerung des Magens führen zu verstärkter Gasbildung. Heilerde reguliert die Ma-gensäureproduktion und das Darmmilieu. Sie absorbiert schädigende Stoffe und giftige Darmgase. Luftmengen in Magen und Darm werden abgebaut. (Siehe auch das Kapitel zum Darm, Seite 25.)

**Heilerde-Anwendung**

Bei akuten, kolikartigen Blähungsschmerzen wirkt ein heißer, mit Ka-millentee getränkter Lehmwasserwickel um den Leib sehr entspan-nend und schmerzlindernd. Zur innerlichen Soforthilfe wird in den nachfolgend beschriebenen Heilkräutertee ein Teelöffel Heilerde ge-rührt und dreimal täglich warm getrunken.

**Was Sie zusätzlich tun können**

Unbedingt die Ursache für die Blähungen finden und diese be-handeln! Blähende Nahrungsmittel vorübergehend weglassen, dazu gehören: Hülsenfrüchte, Zwiebeln, Knoblauch, Steinobst (Aprikosen, Pflaumen), gekochter Rot- und Weißkohl, stark fett- oder zucker-haltige Speisen und kohlensäurehaltige Getränke. Um ein»Luftschlu-cken« zu vermeiden: Kauen Sie langsam, speicheln Sie die Speisen gut ein – und sprechen Sie während des Essens nicht zu viel! Eine anschlie-ßende Bauchmassage im Uhrzeigersinn regt die Verdauung an, löst festsitzende Gasansammlungen und lindert Schmerzen.

**Heilkräutertee bei Blähungen**

Pfefferminze 30 g sowie Melisse, Fenchel, Kümmel und Wermut je 20 g. Einen Teelöffel der Mischung mit einer Tasse kochendem Wasser übergießen, 10 Minuten ziehen lassen und warm trinken. Drei- bis fünfmal täglich, eine halbe Stunde vor den Mahlzeiten.

## Cellulitis

Die Cellulitis – nicht nur ein Schönheitsproblem, sondern auch ein ernstzunehmender Hinweis auf eine Stoffwechselverschlackung – findet man überwiegend bei Frauen. Die in der Unterhaut eingelagerten Fettzellen sind bei Frauen größer als bei Männern und die weiblichen Bindegewebsfasern zwischen diesen Fettzellen schwächer und ungünstiger angeordnet. Normalerweise werden die Stoffwechselschlacken über die Lymphbahnen abtransportiert. Ein schwaches Bindegewebe und eine mangelnde Muskelpumptätigkeit stören das Gleichgewicht von Versorgung und Entsorgung. Füllen sich die Fettzellen dann mit nicht entsorgungsfähigen Stoffwechselschlacken, blähen sie sich auf, da das Bindegewebe nicht kräftig genug ist, um ausreichend Widerstand entgegenzusetzen. Es kommt zu Dellen der Haut an Gesäß, Bauch und Beinen, die als »Orangenhaut« bekannt sind. Heilerde kräftigt das Bindegewebe und entgiftet den Körper. Äußerlich angewendet, werden die Durchblutung und der Abtransport von Schlacken aus den Fettzellen angeregt.

**Heilerde-Anwendungen**

Zwei- bis dreimal täglich Heilerde in Wasser oder Tee einrühren und trinken.

Für die äußere Anwendung stellt man sich einen Absud aus Heidekraut her. Dazu werden 150 g Heidekraut mit 1 Liter kochendem Wasser übergossen. Nach dem Erkalten seiht man ab, rührt etwa 200 g Heilerde ein und verwendet dieses Lehmwasser für Wickel auf den betreffenden Stellen (Beinwickel). Zur stärkeren Durchblutung muss der

Wickel kalt aufgebracht werden und bis zur vollständigen Trocknung auf der Haut bleiben. Zwei- bis dreimal wöchentlich.

**Was Sie zusätzlich tun können**

Unbedingt den Fett- und Zuckerkonsum einschränken. Überflüssige Pfunde mit einer »geordneten Ernähung« (Diät) abbauen. Zur Entschlackung braucht unser Organismus etwa 3 Liter Flüssigkeit, am besten Wasser. Ein Entschlackungstag in der Woche mit Molke und Heilerde (fünfmal ein Teelöffel) entlastet und trainiert den Körper. Molke schwemmt überflüssiges Wasser und Stoffwechselschlacken aus dem Körper, regt die Leberfunktion an, verbessert die Darmflora und enthält viele Nährstoffe. Besonders zu empfehlen: Sportarten, bei denen die befallenen Stellen besonders beansprucht werden (zum Beispiel Inline-Skaten oder Callanetics). Das Training verbessert den Schlackenabtransport über die Lymphe, indem die Muskeltätigkeit einen Massageeffekt auf das Bindegewebe ausübt.

**Entschlackungstee bei Cellulitis**

Blasentang 5 g, Mariendistel 25 g, Süßholzwurzel 10 g, Brennnessel 20 g, Zinnkraut 20 g und Birkenblätter 20 g. Ein gehäufter Teelöffel dieser Mischung mit 150 ml kochendem Wasser überbrühen, zehn Minuten ziehen lassen, abseihen und noch lauwarm trinken. Zweimal täglich, am besten morgens nüchtern und abends vor dem Schlafengehen eine Tasse des möglichst heißen Tees trinken.

# Darmentzündung

Die Entzündung der Darmschleimhaut kann den Dünn- und Dickdarm betreffen. Es kommt zu Durchfällen und/oder Verstopfung, Bauchschmerzen bis hin zu Krämpfen, Aufblähung des Bauches, Blähungen, möglicherweise auch Fieber mit Appetitlosigkeit, Übelkeit und Brechreiz. Die Darmentzündung kann sowohl akut als auch chronisch auftreten. Häufig ist der Auslöser in einer bakteriellen oder viralen Infektion zu suchen, aber auch Nahrungsmittelallergien und eine Störung der Autoimmunabläufe sind häufig schuld. Um ursächlich zu behandeln und Folgeschäden zu vermeiden, sollte unbedingt ein Fachmann zu Rate gezogen werden. Viele Menschen leiden heutzutage an einer chronischen Entzündung des Darmes, einem so genannten Reizkolon, bei dem eine gesteigerte Darmbewegung die Symptome hervorruft. Der Darm ist dabei nicht abnorm verändert. Auslöser sind Ernährungsfehler, Stress und seelische Probleme. Heilerde hilft, das Darmmilieu zu normalisieren. Erreger und ihre Toxine werden neutralisiert und ausgeschieden. Die Entzündung der Darmschleimhaut lässt nach und die damit verbundenen Symptome verschwinden.

**Heilerde-Anwendungen**
Viele bedeutende Ärzte haben festgestellt, dass Heilerde-Behandlungen auch bei schweren Erkrankungen des Magen-Darm-Traktes helfen. Heilerde kann nicht schaden, nur nutzen, sollte aber in Absprache mit einem Therapeuten verwendet werden.

**Heilkräuter für den Darm**
Bei Reizdarm: Man hat festgestellt, dass Kurkuma (Gelbwurz) die Bewegungen des Darmes normalisiert. Kurkuma kann als Gewürz, aber auch in homöopathischer Form (Curcuma D3, fünfmal täglich 5 Tropfen) oder als Kombipräparat (Infiltrat, drei- bis fünfmal täglich 25 Tropfen) eingenommen werden. Trinken Sie öfter eine Tasse lauwarmen Melissentee. Er beruhigt nervöse Magen- und Darmbeschwerden.

Bei Darmentzündungen, zur Beruhigung und Kräftigung des Darmes: Johanniskraut 30 g, Thymian 30 g, Kamille 40 g und Süßholz 15 g. Zwei Teelöffel der Mischung mit 250 ml kochendem Wasser übergießen. Nach 10 Minuten abseihen und lauwarm trinken. Dreimal täglich eine Tasse.

# Darmparasiten

Man hat festgestellt, dass Heilerde eine günstige Wirkung auf Würmer (Spulwürmer, Madenwürmer, Bandwürmer), Pilze und Bakterien hat. Durch die Reinigung und Regeneration der Darmschleimhaut wird den Darmparasiten die Existenzmöglichkeit geraubt.

**Heilerde-Anwendungen**
Besonders bei Madenwürmern: Vor dem Schlafengehen einen Heilerde-Einlauf, danach den After mit Heilerde einpudern. Zusätzliche Behandlungsmöglichkeiten sollten durch den Heilpraktiker oder Arzt eingeleitet werden.

**Heilkräuter**
Ein altes Hausmittel bei Würmern: Abends ein Butterbrot mit einer zerquetschten Knoblauchzehe. Bei Bandwürmern sollen Kürbiskerne helfen.

# Darmreinigung

Der Darm reinigt sich tagtäglich selbst, kann aber durch eine Fasten- oder Heilerdekur unterstützt und intensiv gereinigt werden. Das empfiehlt sich auf jeden Fall zur Entlastung des Organismus bei chronischen Erkrankungen, Darmerkrankungen und Allergien. (Siehe auch die Kapitel zum Darm, Seite 25, und zum Fasten, Seite 127.)

# Durchfall

Bei Durchfall kommt es zur häufigen Entleerung von breiigen bis wässrigen Stühlen und möglichen Begleiterscheinungen wie Kopfschmerzen, Krämpfen und Übelkeit. Der Körper sorgt für eine schnelle Darmpassage und versucht über diesen Weg, Krankheitserreger, Gift- und Schlackenstoffe auszuscheiden. Ein akuter Durchfall soll deshalb nicht unterdrückt werden! Die möglichen Ursachen für dieses

Symptom sind zahlreich und können sein: Infektionen (Bakterien, Viren, Pilze), Parasiten, verschiedene Darmerkrankungen wie Colitis ulcerosa, Allergien, Nahrungsmittelunverträglichkeiten, Medikamente (Antibiotika), Giftstoffe (Schwermetalle), Störungen der Verdauungsenzyme, eine Überfunktion der Schilddrüse, aber auch Stress und Angst. Heilerde ist ein phantastisches Mittel bei jeder Art von Durchfall! Die auslösenden Giftstoffe und Krankheitskeime werden gebunden, und die Darmflora wird stabilisiert. Heilerde reguliert und beruhigt den Darm. Verlorene Mineralien werden wieder zugeführt und ein Defizit wird ausgeglichen.

## Heilerde-Anwendungen

Bei akutem Durchfall möglichst sofort schluckweise ein Glas lauwarmes, konzentriertes Heilerdewasser trinken. Mehrmals am Tag konzentriertes Heilerdewasser trinken oder Heilerde teelöffelweise einnehmen. Zum Ausgleich des Flüssigkeitsverlustes und zur Unterstützung der Ausscheidung der Giftstoffe viel Wasser oder Kräutertee trinken. Bis zum Abklingen der Symptome möglichst nichts essen. Vor dem Schlafengehen erneut ein Glas lauwarmes, konzentriertes Heilerdewasser schluckweise trinken. Besteht Fieber und hält der Durchfall trotz intensiver Anwendungen länger als zwei Tage an, sollte ein Arzt zu Rate gezogen werden.

Nicht nur bei Krämpfen: zweimal täglich warme (!) Leib- oder Bauchwickel mit Lehmwasser. Bei chronischen Durchfällen viermal täglich ein Glas lauwarmes, mildes Heilerdewasser schluckweise trinken. Vor dem Schlafengehen ein Glas konzentriertes Heilerdewasser. Zur Stärkung der Bauchorgane: einmal täglich ein kalter Lendenwickel mit Lehmwasser.

## Was Sie zusätzlich tun können

Um den Körper zu entlasten, ist es sinnvoll, während der akuten Durchfallerscheinungen zu fasten. Erlaubt sind Tee, Wasser und Heilerde. Danach Diätkost, zum Beispiel Haferschleim und geriebener, roher, ausgereifter Apfel. Nach 2 Tagen Übergang zur Normalkost. Bei chronischen Durchfällen die Ursache suchen und generell Schonkost! Vollkornprodukte meiden, da diese den meist entzündeten Darm reizen und das Problem verstärken.

**Heilkräutertee bei akutem Durchfall**
Johanniskraut, Fenchel und Anissamen zerstoßen, je 20 g sowie 40 g schwarzer Tee. Ein Teelöffel der Mischung mit 150 ml kochendem Wasser übergießen, mindestens 10 Minuten ziehen lassen und warm trinken. 2–3 Tassen über den Tag verteilt trinken.

## Ekzem

Das Ekzem ist eine oft schubweise auftretende, juckende Hauterkrankung. Die Haut ist gerötet, kann Papeln, Bläschen und Krusten bilden, nässt und juckt. Im chronischen Stadium kommt es außerdem zur Bildung von Schuppen, Furchen, Rillen und Runzeln (Lichenifikation). Dadurch können Mikroorganismen wie Pilze und Bakterien ins Gewebe eindringen. Sekundärinfektionen sind nicht selten. Vielfach begünstigt eine Erbanlage die Bildung eines Ekzems. Hinzu kommen äußere und/oder innere Faktoren wie zu häufiges Waschen, Allergien, Stoffwechselerkrankungen (Diabetes mellitus, rheumatoide Arthritis), Darmerkrankungen, hormonelle Störungen (zum Beispiel durch die Pille), Vitamin- und Mineralstoffmangel und vor allem Stress. So wird es notwendig, für jeden Menschen eine individuelle Therapie zusammenzustellen. Heilerde rundet das Therapiekonzept ab, indem sie den Körper (Darm und Leber) entgiftet und von den belastenden Stoffwechselschlacken befreit. Stoffwechselfunktionen werden unterstützt, das Säure- und Basengleichgewicht von Haut- und Schleimhaut wiederhergestellt. Äußerlich wirkt Heilerde entzündungshemmend, reinigend und wundheilungsfördernd.

### Heilerde-Anwendungen

Morgens nüchtern und abends vor dem Schlafengehen ein Glas Heilerdewasser trinken, in schweren Fällen auch mittags.

Alle Ekzemarten morgens und abends mit einem mit Zinnkrauttee angerührten Heilerdebrei behandeln. Beim trockenen Ekzem Johanniskrautöl zusetzen. Zwischendurch besonders nässende Ekzeme öfter mit Heilerdepuder einreiben. Am Abend nach der Heilerdebehandlung mit Johanniskrautöl oder Melkfett eincremen. Bei ausgedehnten Ekzemen am Oberkörper: über Nacht ein Lehmhemd (Heilerde mit Zinnkrauttee). Anfangs täglich und bei Neigung zu Verstopfung nach Bedarf Einlauf mit Heilerdewasser. Vor dem Zubettgehen einen warmen Bauchwickel bzw. eine Heilerde-Auflage auf die Leber.

### Was Sie zusätzlich tun können

Viel Gemüse, wenig tierisches Eiweiß und möglichst keine Fertigmahlzeiten. 1–2 Fastentage mit Heilerde sowie die Zufuhr von essentiellen Fettsäuren (Borretschsamenöl), B-Komplex und Zink sind besonders bei chronischen Ekzemen sehr zu empfehlen. Gezielte Homöopathie, Heilkräuter, Bioresonanz-, Farb- und Eigenbluttherapie wirken ganzheitlich, regen die Ausscheidungsorgane an, regulieren den Stoffwechsel und entgiften die Leber. Bei Stress und Belastungen helfen insbesondere Bachblüten, autogenes Training und meditieren.

### Reinigender Heilkräutertee bei Ekzemen

Schöllkraut 30 g, Zinnkraut 20 g, Klettenwurzel 20 g und Cystuskraut (Cistus incanus tauricus) 30 g. 2 Teelöffel davon werden mit 250 ml kochendem Wasser übergossen. Nach 10 Minuten seiht man ab und trinkt den lauwarmen Tee dreimal täglich.

## Entzündungen, allgemein

Eine Entzündung entsteht durch Mikroorganismen, chemische Substanzen, körpereigene Reize (Stoffwechselstörungen) sowie durch mechanische Einflüsse (Reibung) und physikalische Faktoren (Hitze, Strahlen). Die Entzündungsreaktion zeigt, dass der Körper die Gefahr erkannt hat und Gegenmaßnahmen einleitet. Heilerde hilft durch ihre vielfältige Wirkungsweise bei inneren und äußeren, akuten und chronischen Entzündungen gleichermaßen.

## Fieber

Fieber kennen wir alle in Verbindung mit Infektionskrankheiten und Entzündungen, aber auch Allergien, Vergiftungen, neurologische Störungen und Rheuma können von Fieber begleitet werden. Fieber ist eine gesunde Reaktion unseres Immunsystems gegen Stoffe und Organismen, die den Körper schädigen. Durch die Erhöhung der Temperatur werden unsere Abwehrmechanismen angeregt und die Ausbreitung der Erreger gestoppt. Es ist deshalb unsinnig, in notwendige Körpervorgänge mit Fieber senkenden Medikamenten einzugreifen. Dadurch wird das Immunsystem blockiert, und die Eindringlinge können sich problemlos ausbreiten und gewinnen den Kampf. Kinder neigen generell zu höherem Fieber, so sind Temperaturen zwischen 40 und 41 °C keine Seltenheit. Bei dieser Temperatur unterstützen Wärme entziehende Maßnahmen wie Heilerdewickel den natürlichen Heilungsprozess. Heilerde ermöglicht außerdem eine Bindung und schnelle Ausscheidung der anfallenden Stoffwechselgifte und versorgt den Organismus mit wichtigen Mineralstoffen.

### Heilerde-Anwendungen

Heilerdewasser-Wickel kühlen intensiv und lang anhaltend. Bei hohem Fieber beidseitig kalte Wadenwickel. Bei Kindern temperiertes Wasser (etwa 30 °C) verwenden. Der ganze Körper muss dabei warm sein, nur so kann der Organismus in gewünschter Weise reagieren. Kalte Hände oder Füße von Fiebernden müssen deshalb vorher mit einem Hand- oder Fußbad bzw. einer Wärmflasche erwärmt werden. Bei sehr hohem Fieber kalte Rumpfwickel. Den Wickel, sobald er warm geworden ist (nach etwa 10 Minuten), erneuern. Tücher auswaschen und mit frischem Heilerdewasser tränken. Wenn die Temperatur um 1 °C gesunken ist, werden die Wickeltücher entfernt. Einen kleinen, gestrichenen Teelöffel Heilerde in ein großes Glas Wasser einrühren und Schluck für Schluck langsam trinken. Viermal täglich.

### Was Sie zusätzlich tun können

Feste Nahrung belastet den Körper. Deshalb sehr viel Wasser trinken. Wasser- und Saftfasten über einen kurzen Zeitraum von 2–3 Tagen ist sehr zu empfehlen. Strenge Bettruhe! Bei Neigung zu Fieberkrämpfen, Asthma und wenn sich das Fieber mit den natürlichen Maßnahmen nicht senken lässt, unbedingt einen Arzt zu Rate ziehen.

### Heilkräutertee bei Fieber

Holunder- und Lindenblüten zu gleichen Teilen mischen. Einen Teelöffel der Teemischung mit kochendem Wasser übergießen und nach 10 Minuten abseihen. Mehrmals täglich lauwarm mit Honig gesüßt trinken.

## Fußpilz

Es handelt sich hierbei um eine durch Pilze verursachte Hauterkrankung des Fußes. Die Haut schuppt sich, ist gerötet, wund und kann jucken. Grundsätzlich kann eine Pilzinfektion überall am Körper auftreten, wenn das Immunsystem der Haut nicht in Ordnung und das Milieu feuchtwarm ist. Um den Fußpilz nachhaltig zum Verschwinden zu bringen, muss innerlich und äußerlich behandelt werden. Häufig befindet sich auch im Darm eine Pilzinfektion, die das Immunsystem des gesamten Körpers schwächt. Lassen Sie Ihren Stuhl in einem Speziallabor untersuchen (zum Beispiel Dr. Hauss, Adresse im Anhang). Zusätzlich zu den entsprechenden Antimykotika hilft Heilerde, den Darm und den Körper zu entgiften, da auch Pilze gebunden und ausgeschieden werden. Äußerlich schafft Heilerde ein trockenes Hautmilieu, lindert den Juckreiz und wirkt entzündungshemmend.

## Heilerde-Anwendungen

Zur innerlichen Reinigung trinken Sie zwei- bis dreimal täglich ein Glas Heilerdewasser mit einem Esslöffel Essig. Sie können auch Heilerde pur einnehmen und mit dem Essigwasser herunterspülen. Essig wirkt bei Pilzen sehr gut, denn er wirkt stark basisch.

Wichtig ist eine gute Hygiene, das heißt täglich die Füße waschen. Benutzen Sie hierfür am besten basische Naturseife mit einem hohen Restölanteil, vorzugsweise mit Teebaumöl oder Weihrauch/ Myrrhe (Bezugsquelle im Anhang). Die Naturseife hilft der Haut, Säuren auszuscheiden, und stabilisiert das Immunsystem der Haut. Die Haut juckt und schuppt nicht mehr und wird samtweich. Nach der Reinigung die Füße, besonders zwischen den Zehen, sehr gut abtrocknen. Die betroffenen Hautstellen mehrmals täglich mit Heilerde einpudern und saubere Baumwollsocken darüber ziehen. Die Socken sollten separat bei 90 °C gewaschen werden. Am besten ziehen Sie immer abwechselnd zwei paar Schuhe aus Leder an, und laufen Sie im Sommer oft barfuß.

## Was Sie zusätzlich tun können

Schränken Sie unbedingt Ihren Zucker- und Mehlkonsum ein! Pilze ernähren sich von Kohlenhydraten. Essen Sie viel basisches Gemüse. Es gibt mittlerweile viele Bücher mit tollen Rezepten für eine Antipilzdiät.

Die betroffene Haut darf nicht mit feuchtigkeitshaltigen Cremes behandelt werden. Damit würden Sie dem Pilz wieder ein positives Milieu schaffen. Benutzen Sie zu den Heilerde-Anwendungen zusätzlich eine Spezialsalbe mit pflanzlichen und ätherischen Ölen (siehe Bezugsquellen). Dadurch wird die Hautfunktion wieder aufgebaut.

**Heilkräutertee bei Pilzinfektionen (innerlich und äußerlich für Fußbäder)**

Walnussblätter 20 g, Kamillenblüten 20 g, Süßholz 10 g, Ringelblumenblüten 10 g, Brennnesselblätter 20 g, Schafgarbenkraut 20 g, Thymiankraut 20 g. 2 Teelöffel dieser Mischung mit 250 ml kochendem Wasser übergießen, nach 10 Minuten abseihen und ungesüßt trinken. Dreimal täglich eine Tasse.

## Gicht

Aufgrund einer vererbbaren Stoffwechselstörung kann die Niere das Abbauprodukt des Eiweißstoffwechsels, die Harnsäure, nicht ausscheiden. Die Harnsäurekristalle lagern sich daraufhin in vielen Körperteilen ab, hauptsächlich aber in und um die Gelenke. Sehr schmerzhafte Gelenkentzündungen sind die Folge. Das entzündete Gelenk ist hochrot, oft teigig geschwollen, heiß und sehr druckschmerzhaft. Der Anfall kann mehrere Tage dauern. Gehäufte Anfälle und ein chronischer Verlauf führen zu Verformungen an den Gelenken, die nicht mehr rückgängig gemacht werden können. Einen Anfall auslösen können: eiweißreiche Ernähung, Alkohol, Übergewicht und Stress. Äußerliche Heilerde-Anwendungen kühlen und lindern die Schmerzen. Die Entzündung klingt rasch ab. Bei innerer Anwendung fördert die Heilerde die Ausscheidung der Harnsäure.

### Heilerde-Anwendungen

Bei einem akuten Gichtanfall unbedingt kalte Auflagen und Wickel. Die chronische Gicht wird mit warmen Anwendungen behandelt. Der Heilerdebrei kann mit einer Teemischung aus Veilchenblüten und Arnika angerührt werden.

Zur Förderung der Harnsäureausscheidung zweimal täglich, morgens und abends, ein Glas Heilerdewasser trinken. Einmal täglich ein kalter Leibwickel mit Heilerdewasser unterstützt dabei die Niere.

**Was Sie zusätzlich tun können**

Gicht fördernde und auslösende Nahrungsmittel strikt meiden. Das sind Fleisch, Innereien, Alkohol, Zucker, weißes Mehl, Kaffee und Tee. Bestehendes Übergewicht reduzieren! Mindestens 8–10 Gläser Wasser täglich trinken, denn nur so hat der Organismus die Möglichkeit, Stoffwechselabbauprodukte auszuscheiden! Ein altes Hausmittel bei Gicht: Regelmäßig gekochte Sellerieknollen essen und den Absud dazu trinken. Das betroffene Gelenk nach der Heilerde-Anwendung mit Johanniskrautöl einreiben.

**Großvaters Heilkräutertee bei Gicht**

Brennnessel, Johannisbeerblätter, Grüner Hafer, Löwenzahn und Hauhechel zu gleichen Teilen mischen. 2 Teelöffel der Kräutermischung mit 250 ml kochendem Wasser übergießen, nach 10 Minuten abseihen und davon dreimal täglich eine Tasse trinken.

# Grippe

Der grippale Infekt wird durch verschiedene Erreger, meist Viren, hervorgerufen. Bei der eigentlichen Grippe »Influenza« ist der Erreger, das Influenzavirus, bekannt. Sie ist hochansteckend und tritt häufig im Winter epidemisch auf. Es kommt zu einem plötzlichen Beginn mit hohem Fieber, Frösteln, Halsschmerzen, Kopf-, Glieder- und Muskelschmerzen, katarrhalischen Erkrankungen der oberen Luftwege, schlechtem Allgemeinzustand, eventuell auch Erbrechen, Leibschmerzen und Durchfällen (Darmgrippe). Durch die Grippe kann jedes Organ(-system) toxisch geschädigt werden, was zum Auftreten unterschiedlicher Symptome führt. Um Komplikationen wie Mittelohr- und Lungenentzündung zu vermeiden, muss der Körper geschont und die Abwehr stabilisiert werden. Heilerde hilft dabei, indem sie Giftstoffe ausleitet und über die Reflexzonen der Haut positiv auf den ganzen Körper einwirkt. Der Organismus wird gestärkt und die Selbstheilungskräfte werden angeregt.

## Heilerde-Anwendungen

Ein Einlauf mit Heilerdewasser ist ein altbewährtes und einfaches Mittel bei Infektionskrankheiten. Der Körper wird durch die Darmreinigung entlastet und entgiftet. Zur Reinigung und Deckung des erhöhten Mineralienbedarfs (besonders bei Fieber): Morgens nüchtern und abends vor dem Schlafengehen ein Glas Heilerdewasser trinken. Bei schwerer Erkrankung zusätzlich über den Tag verteilt ein Glas Heilerdewasser. Durch einen Leib- oder Rumpfwickel mit Heilerdewasser wird die Widerstandskraft erhöht. Er hilft bei Bronchitis und starkem Fieber. Um einen Schnupfen sowie Ohrenschmerzen zu lindern und möglichst schnell loszuwerden, ist ein Nasenbad mit Heilerdewasser bestens geeignet. Eine Heilerde-Auflage hinter dem Ohr lindert Ohrenschmerzen. Weitere Anwendungen siehe unter »Fieber«, Seite 75, und »Halsentzündung«, Seite 83.

## Was Sie zusätzlich tun können

Wer über genügend Abwehrkräfte verfügt, dem kann eine grassierende Grippe nichts anhaben. Um dem vorzubeugen, muss das Immunsystem durch eine leichte und nährstoffreiche Nahrung (A, C, E und Zink) gestärkt werden. Die Grippe-Impfung bietet keinen Schutz vor der Erkrankung. Sie schützt nur gegen bereits bekannte Erreger. Da sich diese aber ständig ändern, ist eine Impfung nur bedingt nützlich. Das Immunsystem wird unnötig belastet und geschwächt. Schwerere und hartnäckige Krankheiten können folgen. Sollte man sich schon angesteckt haben, ist Bettruhe unbedingt nötig, um dem Körper die Kraft zur Selbstheilung zu geben. Besonders wichtig sind warme Füße, das Vermeiden von starken Temperaturschwankungen und eine geregelte Verdauung.

## Grippe-Tee

Lindenblüten 30 g, Kamille 20 g, Holunderblüten 20 g, Eisenkraut 25 g und Faulbaumrinde 15 g. 2 Teelöffel dieser Mischung werden mit

250 ml kochendem Wasser übergossen. Nach 10 Minuten abseihen und lauwarm, mit Honig gesüßt, trinken. Dreimal täglich eine Tasse.

## Hämorrhoiden

Hämorrhoiden, früher als »Gülden Ader« bezeichnet, sind krankhaft erweiterte Venen am Mastdarmende. Es kommt zu Juckreiz und Brennen am After, schleimiger Sekretion, Schmerzen beim Stuhlgang, aber auch Dauerschmerzen, starker Entzündung und Blutung während des Stuhlabganges. Der Stuhl ist dann mit hellrotem Blut bedeckt. Bei Blut im Stuhl sollten Sie aber nicht nur an Hämorrhoiden denken, denn auch bösartige Erkrankungen zeigen dieses Symptom. Es ist deshalb wichtig, so schnell wie möglich die Ursache für die Blutung herauszufinden. Zu Hämorrhoiden kommt es meist durch konstitutionell bedingte (vererbte) Bindegewebsschwäche sowie Blutstauungen im venösen System. Verschiedene Faktoren fördern die Entwicklung von Hämorrhoiden, sofern die Veranlagung dazu vorhanden ist. Zu langes Stehen und Sitzen, Heben schwerer Lasten, Verstopfung, Leberleiden, ballaststoffarme Ernährung, Schwangerschaft und Geburt. Durch die Einnahme von Heilerde wird die Verdauung geregelt und das Bindegewebe entschlackt und gefestigt. Äußerliche Auflagen lindern Juckreiz und Schmerzen. Entzündungen beruhigen sich und heilen ab.

### Heilerde-Anwendungen

Bei Verstopfungsneigung in den ersten 1–2 Wochen nur mildes Heilerdewasser dreimal täglich trinken. Sonst morgens nüchtern und abends vor dem Schlafengehen einen Teelöffel Heilerde in einem Glas Wasser oder Tee gelöst trinken.

Um das Pressen bei einer hochgradigen Verstopfung zu vermeiden, die Abheilung innerer Hämorrhoiden zu fördern und die Afterwände zu kräftigen, bei Bedarf einen Einlauf vornehmen.

Außerdem: Handwarme Heilerde-Auflagen auf den After, eventuell mit Eichenrindenabsud oder Kamillentee angerührt, darüber einen

T-Wickel. Leibwickel regen die Durchblutung an und stärken die inneren Organe. Sebastian Kneipp hatte mit Wickel- und Wasser-Anwendungen in Kombination mit Heilkräutern größte Erfolge bei Durchblutungsstörungen, Krampfadern und Hämorrhoiden. Sie sollten über einen längeren Zeitraum regelmäßig mindestens dreimal pro Woche durchgeführt werden. Bei nässenden, offenen und juckenden Hämorrhoiden zwischendurch mit trockener Heilerde einpudern.

**Was Sie zusätzlich tun können**
Besteht eine Verstopfung, muss diese mit natürlichen Mitteln und einer Ernährungsumstellung behoben werden. Bestehendes Übergewicht abbauen! Für eine bessere Durchblutung ist viel Bewegung und Sport an frischer Luft zu empfehlen. Auch das Bindegewebe wird dadurch kräftiger und Hämorrhoiden haben keine Chance. Nach jedem Stuhlgang unbedingt den After mit klarem Wasser reinigen! Zur Not für unterwegs: Immer ein Reinigungstuch, am besten mit Kamille, mitnehmen. Reinigungstücher nicht regelmäßig anwenden, da diese auf Dauer das Hautmilieu verändern und zu Reizungen führen können. Das Training des Schließmuskels entstaut und kräftigt die Venen: Mehrmals täglich den Schließmuskel für mehrere Sekunden zusammenziehen.

**Heilkräuter bei Hämorrhoiden**
Eichenrinde-Sitzbad: 20 g gepulverte Eichenrinde wird mit einem Liter Wasser aufgekocht. Man lässt das Ganze 20 Minuten köcheln und seiht durch einen Papierfilter ab. Die Lösung wird dann in die Badewanne mit 20 cm hohem Wasser geschüttet. Diesem Sitzbad können auch mehrere Esslöffel Heilerde zugesetzt werden. Die Badedauer beträgt 20 Minuten.
Ein Tee: Mariendistel und Hirtentäschel je 30 g sowie Kamille und Himbeerblätter je 20 g. 2 Esslöffel der Mischung mit einem Liter kochendem Wasser übergießen. Nach 10 Minuten abseihen und in eine Thermoskanne füllen. Über den Tag verteilt schluckweise trinken.

## Halsentzündung

Ein Befall von Hals, Mandeln, Rachen und Kehlkopf mit Bakterien, Viren oder Pilzen kann zu Entzündungen führen. Die Halsentzündung tritt meist jedoch im Gefolge einer Grippe oder bei Kinderkrankheiten auf. Auch eine Allergie, Überbeanspruchung der Stimme und Rauchen können zur Reizung und Entzündung führen, die sich als Halsweh, Heiserkeit, Schmerzen beim Schlucken und Sprechen und bei Lymphknotenschwellung des Halses bemerkbar macht. Besonders gefährdet sind Raucher, bei denen es häufig zu Komplikationen und Folgeerkrankungen wie Bronchitis kommt. Ursache der Infektionskrankheiten und allergischen Erscheinungen ist immer eine geschwächte Abwehr. Heilerde bindet die Krankheitserreger und scheidet sie aus. Die Schleimhäute werden mit einer regenerierenden und schützenden Heilerdeschicht überzogen, die Entzündungen klingen ab, und die Schmerzen lassen schnell nach.

### Heilerde-Anwendungen

Zwei altbewährte Mittel bei Halsentzündungen sind das Gurgeln mit warmem Heilerdewasser sowie ein Halswickel mit Heilerdewasser, der auch über Nacht umgelegt werden kann.

Um den Heilungsprozess von innen zu unterstützen, sollten 2 Gläser mit in Kamillentee angerührtem Heilerdewasser über den Tag verteilt getrunken werden.

Zur Stärkung der allgemeinen Abwehrkraft: Leibwickel mit Heilerdewasser.

### Was Sie zusätzlich tun können

Dem Gurgelwasser können 5 Tropfen Salviathymol (Apotheke) oder ein ätherisches Öl aus Nelke, Myrrhe oder Teebaumöl zugesetzt werden. Statt des warmen Wassers kann auch eine Abkochung aus Kamillenblüten- und Salbeiblättern, zu gleichen Teilen gemischt, verwendet werden. Das Lehmwasser für den Halswickel kann mit einem Zinnkrauttee angerührt werden. Zur Stärkung der Abwehrkräfte dienen Acerola Lutschtabletten, die auch bei Kindern sehr beliebt sind. Sie enthalten natürliches Vitamin C der Acerola-Kirsche, schmecken gut und werden leicht und schnell vom Körper aufgenommen.

### Heilkräutertee bei Halsentzündungen

Thymian 40 g, Spitzwegerich 40 g und Isländisch Moos 20 g. Ein Teelöffel dieser Mischung mit einer Tasse kochendem Wasser überbrühen, 10 Minuten ziehen lassen, abseihen und lauwarm mit Honig gesüßt schluckweise trinken. Dreimal täglich eine Tasse.

## Insektenstiche

Durch den Stich verschiedener Insekten wie Mücken, Bienen oder Wespen gelangt deren Gift in den Körper. Unsere Abwehr reagiert und kann im Extremfall bei entsprechend sensibilisierten Personen einen anaphylaktischen Schock auslösen. In einer solchen Situation, wie auch bei Insektenstichen im Mund und Rachen, muss sofort der Notarzt gerufen werden. Bleibt die Hautreaktion im normalen Rahmen, kann Heilerde schnelle Hilfe bringen. Bei sofortiger Anwendung gelangt das Insektengift nicht in die Tiefe. Juckreiz und Schmerzen lassen fast augenblicklich nach. Rötung und Schwellung um die Einstichstelle werden verhindert oder bilden sich schnell zurück.

### Heilerde-Anwendungen

Nach Bedarf mehrmals täglich kalte Lehmwasserwickel oder einen Heilerde-Essig-Brei auftragen. Zwischendurch die Stellen mit trockener Heilerde einreiben. Einzelne Mückenstiche können folgendermaßen behandelt werden: Die kleine Stoff-Wundauflage eines Pflasters wird mit einem Heilerdebrei benetzt und auf den Stich geklebt. Bei Kindern besonders beliebt mit einem bunten Kinderpflaster! Hilft augenblicklich!

**Was Sie zusätzlich tun können**

Der Stachel des Insektes muss sofort herausgezogen werden! Die Wunde rasch mit Teebaumöl desinfizieren und so schnell wie möglich mit den Heilerde-Anwendungen beginnen. Zur generellen Abwehr von Mücken und anderen Insekten kann der Körper mit einer selbst gemischten Anti-Insekten-Körperlotion eingecremt werden. In etwa 200 ml Körperlotion gibt man je 5 Tropfen des ätherischen Öls Citronella, Lavendel, Geranium oder Teebaumöl. Ein fertig gemischtes Insect-o-Stop-Massage-Öl sowie eine Insekten abweisende Mischung ätherischer Öle (Moski-o-Stop) sind über Edel-Naturwaren erhältlich.

## Ischias

Der Ischiasnerv ist der längste aller Körpernerven. Er entspringt in der Kreuzbeingegend, geht über das Gesäß und teilt sich dann in zwei Äste, die weiter über den Oberschenkel und der Beinaußenseite bis zum Fuß laufen. Durch Quetschung oder Reizung des Nervs entzündet sich dieser fast immer einseitig, und sehr starke Schmerzen im unteren Rückenbereich und dem Verlauf dieses Nervs sind die Folge. Ischias ist keine eigenständige Erkrankung, sondern ein Symptom, verursacht durch einen Bandscheibenvorfall und Verrenkung der Wirbelsäule. Ischias tritt auch auf in Verbindung mit Stoffwechselstörungen (Diabetes mellitus, Gicht), Schwangerschaft, Infektionskrankheiten und Vergiftungen (Alkohol).

**Heilerde-Anwendungen**

Bei sehr starken Schmerzen können die Schmerzen abgeleitet werden, indem man vorher die Heilerde-Auflage auf die Brustwirbelsäule oder den Bauch legt.

Danach erst wird eine Heilerdebrei-Auflage auf den Rücken oder ein Kreuzwickel aufgelegt und die schmerzende Stelle mit einer Wärmflasche (so heiß als möglich) gewärmt. Für die Auflage wird der Heilerdebrei mit Johanniskrauttee oder einem Gemisch aus Essig und Wasser zu gleichen Teilen angerührt. Anschließend den Rücken und die schmerzenden Stellen mit Johanniskrautöl einmassieren.

Ein Heilerdebad wirkt schmerzstillend, da dadurch die gesamte Rückenmuskulatur entspannt und der Druck auf den Ischiasnerv gemindert wird.

### Was Sie zusätzlich tun können

Bei anhaltend starken Schmerzen muss ein Orthopäde hinzugezogen werden, um einen möglichen Bandscheibenvorfall oder auch Tumor auszuschließen. Ist ein Wirbel infolge einer Verrenkung blockiert, kann ein Chiropraktiker weiterhelfen. Doch: Vorbeugen ist besser als heilen! Regelmäßiger Sport (Wirbelsäulengymnastik) kräftigt die Muskulatur, und die Wirbelsäule gewinnt an Stabilität. Dem Bandscheibenvorfall und Ischias, hervorgerufen durch eine ungeschickte Bewegung, wird dadurch entgegengewirkt und aktiv vorgebeugt. Eine Behandlung mit Cortison lässt sich durch die Gabe von schmerzstillenden Vitaminen (E und B) oder Heilerde- und Heilpflanzen-Anwendungen in Kombination mit Akupunktur oder Neuraltherapie vermeiden.

### Heilkräuter

Ein Tee aus der Wurzel der Teufelskralle wirkt entzündungshemmend und schmerzstillend. Der Tee wird wie folgt zubereitet: 2 gehäufte Teelöffel Teufelskrallenwurzel mit 500 ml kochendem Wasser übergießen. Nach etwa 5 Stunden abseihen und diese Teemenge über den Tag verteilen. Wem dies zu umständlich ist, kann auf Teufelskralle-Fertigpräparate aus der Apotheke zurückgreifen.

Nur als homöopathisches Medikament, da giftig, ist der Eisenhut zu empfehlen. Er hilft bei akuten Nervenschmerzen. Fünfmal täglich eine Tablette Aconitum D6 auf der Zunge zergehen lassen. Dieses Medikament ist einen Versuch wert. Grundsätzlich aber sollten Homöopathika individuell ausgesucht werden.

# Knochenbruch

Heilerde sorgt für eine schnelle Mineralisierung und Heilung eines Knochenbruchs.

### Heilerde-Anwendung

Zweimal täglich einen Teelöffel Heilerde einnehmen. Zur Abschwellung vor Operationen und nach der Entfernung des Gipses dreimal täglich Heilerdewickel anlegen. Vielleicht ist es möglich, dass der Arzt einige »Fenster« in den Gips schneidet, so dass Sie auf diese Stellen Heilerde legen können. Die Heilung wird dadurch gefördert und die Haut »belüftet«.

### Was Sie zusätzlich tun können

Viermal täglich eine Traumeel-Tablette (Apotheke) auf der Zunge zergehen lassen. Dieses homöopathische Medikament verstärkt im Körper die Information zur Heilung.

# Kopfschmerzen

Kopfschmerz ist ein Warnsignal unseres Körpers, dass etwas nicht in Ordnung ist. Überwiegend sind Verspannungen im Halswirbelbereich und chronische Entzündungen der Nasennebenhöhlen und Zähne die Ursache. Der Kopfschmerz kann aber auch die Begleiterscheinung einer anderen Erkrankung sein und tritt in Verbindung mit Infektionskrankheiten, Sehstörungen, Magen- und Darmerkrankungen sowie Allergien auf. Viele Menschen vergessen, dass Genussmittel wie Alkohol und Tabak sowie Medikamente Kopfschmerzen hervorrufen können. So werden häufig Schmerzmittel gegen die eigenen Gesundheitssünden und Nebenwirkungen von Medikamenten genommen. Selten ist der Kopfschmerz das Zeichen für einen Hirntumor, dies sollte aber trotzdem nicht ausgeschlossen werden. Heilerde reguliert die Verdauungsorgane und unterstützt die Reinigungsprozesse des Körpers. Der

Organismus wird dadurch entlastet und ein mögliches Mineralstoffdefizit ausgeglichen. Äußerliche Anwendungen kühlen und lindern den Schmerz.

**Heilerde-Anwendungen**
Siehe Heilerde-Anwendungen bei »Migräne«, Seite 94.

**Was Sie zusätzlich tun können**
Durch eine genaue Diagnose muss die Ursache des Kopfschmerzes gefunden und dann die entsprechende Behandlung durchgeführt werden. Heilfasten mit Heilerde über einen kurzen Zeitraum unterstützt die Therapie und entgiftet Darm und Körper. Machen Sie sich Gedanken über die möglichen Ursachen des Schmerzes. Sind Sie vielleicht überlastet? Ist Ihre Ernährung ausgewogen oder einseitig? Trinken Sie eine Tasse Pfefferminz- oder Heilkräutertee, und legen Sie sich für eine halbe Stunde mit einer Heilerde-Anwendung ins Bett. Es wirkt Wunder!

**Schmerzlindernder Heilkräutertee bei Kopfschmerzen**
Weidenrinde 25 g, Schlüsselblume 25 g, Pfefferminze 20 g, Johanniskraut 20 g, Steinklee 30 g und Schafgarbe 30 g. 2 Teelöffel der Mischung werden mit 250 ml kochendem Wasser übergossen. Nach 10 Minuten abseihen und davon dreimal täglich eine Tasse trinken.

## Kopfschuppen

Ein weit verbreitetes und lästiges Problem sind Schuppen. Dabei löst sich die obere Hornschicht der Kopfhaut sichtbar ab. In manchen Fällen kommt ein unangenehmer Juckreiz hinzu, der oft durch eine sekundäre Infektion mit Bakterien und Pilzen ausgelöst wird. Kopfschuppen treten meist bei Personen auf, die zu einer Überfunktion der Talgdrüsen neigen. Schulmedizinisch ist die Ursache unklar. Doch aus Erfahrung hat sich bestätigt, dass das hormonelle Gleichgewicht, die

Darmflora und Allergien in direkter Verbindung mit dieser Verhornungsanomalie stehen. Stress, Fehl- und Mangelernährung sowie Infektionskrankheiten fördern und verschlimmern die Schuppenbildung. Heilerde sorgt für die Aufrechterhaltung bzw. Wiederherstellung des natürlichen Gleichgewichts der äußeren und inneren Haut. Einem Mangel an wichtigen Mineralstoffen wird vorgebeugt und entgegengewirkt.

## Heilerde-Anwendung

Vor jeder Haarwäsche (etwa dreimal pro Woche) eine streichfähige Heilerdepackung (siehe unter »Haarpflege«, Seite 125) mit Wasser oder Tee anrühren und auf die Kopfhaut auftragen. Die Packung soll etwa eine Stunde einwirken. Der Heilerdepackung können auch ein verquirltes Eigelb und 5–10 Tropfen eines ätherischen Öls zugesetzt werden.

Heilkräuter: Zinnkraut und Schafgarbe haben sich besonders bewährt, aber auch aus Klettenwurzeln, Tausendgüldenkraut, Pfefferminze und Arnika lässt sich ein wirkungsvoller Tee für die äußerliche Anwendung herstellen (2 Teelöffel auf 250 ml kochendes Wasser).

Ätherische Öle: Tea tree, Lavendel, Rosmarin, Oregano, Zeder.

Zwischendurch können die Haare mit Heilerde-Shampoo, das anstelle eines normalen Shampoos verwendet wird, gewaschen werden. Dadurch beruhigt und normalisiert sich die Kopfhaut.

Bei juckender Kopfhaut und Schuppen hat sich ein mit Klettenwurzelöl und 20 Tropfen Grapefruitsamenextrakt angerührter Heilerdebrei bewährt. Er wird vor jeder Haarwäsche auf die Kopfhaut gestrichen und soll so lange wie möglich einwirken. Danach werden die Haare mit einem mild entfettenden Shampoo (zum Beispiel »Antifett« von Sebexol aus der Apotheke) gewaschen, wobei die Kopfhaut massiert wird. Bei den ersten zwei Anwendungen kann die Kopfhaut etwas kribbeln oder leicht brennen. Dies beruht auf der durchblutungsfördernden und antiseptischen Wirkung dieser Packung und ist kein Grund zur Beunruhigung. Nach etwa 2 Flaschen Klettenwurzelöl verschwinden auch die hartnäckigsten Schuppen. Abends vor dem Schlafengehen einen Teelöffel Heilerde mit viel Wasser einnehmen.

**Was Sie zusätzlich tun können**
Zur Pflege von Haar und Kopfhaut sollen nur milde Haarshampoos verwendet werden. Viele Leute reagieren auf die Inhaltsstoffe von Haarpflegeprodukten allergisch. Durch Reizung und zum Schutz der Haut kommt es dann zu einer vermehrten Hornbildung. Durch eine ausgewogene Ernährung kann einem Mangel an wichtigen Vitaminen und Mineralstoffen vorgebeugt werden. Übrigens: Ein Mangel an Zink kann sich durch übermäßige und partielle Hautverhornungen sowie Haarausfall äußern. Interessant ist in diesem Zusammenhang, dass bei jedem physischen oder psychischen Stress wie bei Operationen oder Liebeskummer außergewöhnlich viel Zink über den Urin ausgeschieden wird!

**Heilkräutertee bei Kopfschuppen**
Brennnessel 40 g, Schöllkraut 30 g und Schafgarbe 40 g. 2 Teelöffel der Teemischung werden mit 250 ml kochendem Wasser übergossen. Nach 10 Minuten abseihen. Davon dreimal täglich eine Tasse trinken.

## Krampfadern

Durch eine angeborene Bindegewebsschwäche oder durch Schwangerschaft, Stauung im Pfortadersystem, extremes Stehen und Sitzen oder durch Übergewicht kommt es zu einer chronischen Stauung des Blutrückflusses. Die Beinvenen erweitern sich und ein Schweregefühl, verbunden mit angeschwollenen und schmerzenden Beinen, stellt sich ein. In schweren Fällen sind Venenentzündungen, ekzematöse Hautveränderungen und ein Unterschenkelgeschwür die Folge. Durch die in der Heilerde enthaltene Kieselerde wird das Bindegewebe gefestigt. Äußere Anwendungen fördern die Durchblutung und den Abtransport von Stoffwechselschlacken. Die Venenwände werden insgesamt elastischer. Siehe auch »Venenentzündung«, Seite 113, und »Unterschenkelgeschwür«, Seite 111.

## Heilerde-Anwendungen

Zu Beginn am besten eine Heilerdekur (dreimal täglich ein Teelöffel Heilerde) in Verbindung mit einem Kurfasten (nicht bei Schwangerschaft) durchführen. Danach das Heilerdewasser morgens nüchtern und abends vor dem Schlafengehen einnehmen.

Beidseitige, kalte Beinwickel oder Pflaster (in der Badewanne) sind ein wirksames Mittel und werden schon lange Zeit erfolgreich eingesetzt. Sie sollten anfangs ein- bis zweimal täglich mindestens eine Stunde und später dreimal wöchentlich angewendet werden.

Auch ein Fußbad oder Rumpfwickel, einmal täglich, ist zu empfehlen. Die Durchblutung wird angeregt und Stauungen entgegengewirkt.

### Was Sie zusätzlich tun können

Auch hier ist vorbeugen besser als heilen! Eine gesunde Ernährung und Sport (laufen und schwimmen) tragen dazu bei, Krampfadern gar nicht erst entstehen zu lassen. Zeigen sich die unschönen Krampfadern bereits, muss besonders darauf geachtet werden, die Venen zu stärken und den Blutrückstrom zum Herzen zu verbessern. Vermeiden Sie langes Stehen und Sitzen, Wärme, Übergewicht, einschnürende Socken oder halterlose Strümpfe und Genussmittel wie Alkohol, Tabak und Süßigkeiten. Legen Sie dagegen öfters Ihre Beine hoch, und streichen Sie sie sanft zum Herzen hin aus. Eine Stützstrumpfhose entlastet die Venen. Sie sollten besonders während der gesamten Schwangerschaft vorbeugend und unterstützend getragen werden. Stauungen infolge von Herz- und Lebererkrankungen müssen behandelt werden. Unbedingt auf eine geregelte Verdauung achten!

### Homöopathisches Komplexmittel

Varicylum N Tropfen, drei- bis fünfmal täglich 10–20 Tropfen, in etwas Wasser einnehmen und auf der Zunge zergehen lassen.

## Magengeschwür

Ein Magengeschwür entwickelt sich häufig aufgrund einer chronischen Magenschleimhautentzündung. Psychische Ursachen wie Stress, Ärger oder Angst fördern das Magengeschwür. Auch eine genetisch bedingte Veranlagung zu dieser Erkrankung wurde festgestellt. Eine Therapie gehört in die Hände eines Heilpraktikers oder naturheilkundlichen Arztes, da es zu Komplikationen wie Magenblutungen, Durchbruch in den Bauchraum sowie krebsiger Entartung kommen kann. Die Heilerdetherapie ist aber auch hier von großem Nutzen, vorausgesetzt, man lässt die auslösenden Ursachen nicht außer Acht.

### Heilerde-Anwendungen

Eine Patientin mit chronischen Magen-Darm-Beschwerden hatte ständig Ärger und Streit mit ihrem Freund. Es entwickelte sich ein großes Magengeschwür, das durch eine Gastroskopie festgestellt wurde. Aufgrund der Größe wurde zu einer Operation geraten und ein Operationstermin festgelegt. Da die Patientin nichts unversucht lassen wollte, wurde sofort mit der unter »Magenschleimhautentzündung« beschriebenen Therapie begonnen. Außerdem wurden Bachblüten verordnet. Schon nach wenigen Tagen verbesserten sich die Beschwerden enorm. In der Folgezeit zog ihr Freund aus der gemeinsamen Wohnung aus, und die seelischen Belastungen hatten ein Ende. Nach etwa 4 Wochen musste der Operationstermin nicht mehr wahrgenommen werden, da die nochmals durchgeführte Gastroskopie ein abgeheiltes Geschwür zeigte!

## Magenschleimhautentzündung

Durch die Entzündung der Magenschleimhaut kommt es zu Schmerzen in der Magengegend, die sich nach dem Essen eher verstärken, verbunden mit Übelkeit, Brechreiz sowie Appetitlosigkeit. Die chronische Form entwickelt sich aus einer akuten Magenschleimhautentzündung, wenn diese nicht ausheilt und schädigende Einflüsse weiter bestehen. Schwere Stresssituationen, aber auch schädigende Stoffe (Alkohol, Rauchen, Medikamente), falsches Essen (zu schnell, zu heiß, zu kalt), zu viel oder zu wenig Magensäure, Campylobacter-pylori-Bakterien (Übertragung durch Stubenfliegen!) können zur Entzündung der Schleimhäute führen. Heilerde bindet schädigende Stoffe und beruhigt und schützt die Schleimhäute. Sie fördert die schnelle Abheilung der Entzündungen. Schmerzen und andere Begleiterscheinungen verschwinden schnell.

**Heilerde-Anwendungen**
Morgens oder abends eine Rollkur mit Heilerde-Kamillentee. Über den Tag verteilt 2 Gläser Heilerdewasser schluckweise trinken. Täglich ein- bis zweimal einen Bauchwickel. Bei einer akuten Entzündung warm, bei chronischen Beschwerden kalt.

**Was Sie zusätzlich tun können**
Um das erneute Auftreten der Beschwerden zu verhindern, müssen die auslösenden Faktoren gefunden und ausgeschaltet werden. Kein Fast Food! Langsam essen und jeden Bissen gut kauen und einspeicheln. Die Zähne und der Speichel übernehmen so einen Teil der Verdauung und entlasten Magen und Darm.

**Heilkräutertee bei Magenbeschwerden**
Magentee Stada (Apotheke) nach Vorschrift anwenden.

# Mandelentzündung

Die Entzündung des lymphatischen Rachenrings, insbesondere der Gaumenmandeln (Angina) wird meist durch Streptokokken (Gruppe A), aber auch durch andere Bakterien, Viren und Pilze hervorgerufen. Es kommt zu Fieber, Halsschmerzen und einem ausgeprägten Krankheitsgefühl. Die Halslymphknoten sind geschwollen und druckschmerzhaft, und der ganze Rachenraum zeigt Entzündungszeichen: Rötung, Schwellung, Schmerz. Wird eine Angina mit Antibiotika behandelt, wird die generell schon schwache Abwehr noch mehr geschwächt. Häufig wiederkehrende Entzündungen im Rachenbereich resultieren daraus. Die Erkrankung sollte deshalb mit natürlichen Mitteln ausgeheilt werden. Komplikationen (Ohren) und Folgeerscheinungen an Herz, Nieren und Gelenken (Rheuma) können jedoch auftreten. Um Schäden zu vermeiden, ist eine sehr intensive Behandlung, Diät und Schonung (Bettruhe) wichtig, da der Körper nur so die nötige Heilungsenergie bekommt! Siehe »Halsentzündung«, Seite 83.

## Migräne

Migräne ist eine besondere Art von Kopfschmerz. Die Kopfschmerzen treten meist anfallartig und halbseitig lokalisiert auf. Migräne kündigt sich beispielsweise durch Sehstörungen, Augenflimmern und neurologische Ausfälle an. Die darauf folgenden starken Kopfschmerzen werden von Übelkeit, Erbrechen sowie Licht- und Lärmempfindlichkeit begleitet. Im Laufe des Anfalls verschwinden die Begleiterscheinungen, und ein dumpfer Kopfschmerz bleibt stunden-, aber auch tagelang bestehen. Als Ursache werden Störungen des Stoffwechsels und des hormonellen Gleichgewichts, Allergien und Muskelverspannungen diskutiert. Auch die Psyche und eine erblich bedingte Veranlagung spielen eine große Rolle. Heilerde bindet körpereigene und mit der Nahrung zugeführte Gifte, wodurch der Körper gereinigt und entlastet wird. Äußerlich wirkt sie entkrampfend, kühlend und schmerzstillend.

### Heilerde-Anwendungen
Bei Migräne, hervorgerufen durch eine Verspannung der Halswirbelmuskulatur: Feuchtwarme Heilerde-Auflagen auf den Nacken bzw. Halswickel entspannen. Auf eine heiße Wärmflasche gibt man ein

kleines, mit Heilerdewasser getränktes Frotteetuch und darauf legt man den Nacken.

Ein kalter Kopfwickel oder eine Heilerdepackung auf der Stirn kühlt und lindert Schmerzen.

»Nasse Socken« über Nacht, ein heißes Fußbad oder ein Kreuzwickel mit Heilerdewasser leiten ab.

Zur Entgiftung und Stärkung des Organismus: Morgens nüchtern oder/und vor dem Schlafengehen einen Teelöffel Heilerde mit viel Wasser einnehmen.

Bei Kopfschmerzen, hervorgerufen durch eine Verdauungsstörung, hilft ein Einlauf mit Heilerdewasser fast augenblicklich.

**Was Sie zusätzlich tun können**

Auch hier müssen die individuellen Ursachen gefunden und therapiert werden. Viele Nahrungs- und Genussmittel sind als Migräne-Auslöser bekannt: Schokolade, Käse, Nüsse, Wein und Alkohol gehören dazu. Sie müssen – zur Entlastung des Körpers – in der Zeit der Therapie gemieden werden. Ein möglicher Mangel an Magnesium und B-Vitaminen, insbesondere Niacin, kann migräneartige Kopfschmerzen hervorrufen. Eine Zufuhr von Magnesium in Kombination von Magnesium phosphoricum D6, 3 x 1 Tablette, hat deshalb oft schon Wunder gewirkt. Auch die Gabe von Bachblüten ist wichtig, da die Persönlichkeit eines Migränekranken in Richtung Perfektionismus und Ehrgeiz tendiert. Der nachfolgend beschriebene Heilkräutertee meiner Mutter hat sich auch während eines Anfalls bewährt! Der Kopf wird frei und leicht, und die Kopfschmerzen lassen augenblicklich nach!

**Heilkräutertee bei Migräne**

Pfefferminze, Melisse, Bitterklee und Schlüsselblumenblüten werden zu gleichen Teilen gemischt. 1 Esslöffel dieser Mischung wird mit 250 ml kochendem Wasser übergossen. Nach 10 Minuten seiht man ab und trinkt diesen Tee dreimal täglich über 4 Wochen. Nach einer

Woche Pause wird er nochmals 4 Wochen getrunken und das Ganze dann noch einmal wiederholt. Die Teekur kann nach einem halben Jahr nochmals durchgeführt werden.

## Mineralstoffmangel

Mineralien und Spurenelemente, kurz Mineralstoffe genannt, sind lebensnotwendig zur Erhaltung unserer Abwehrkraft. Ohne sie wäre unser Leben nicht denkbar. Wir sind auf die Zufuhr von Mineralstoffen mit der Nahrung angewiesen. Durch denaturierte Nahrung und falsche Ernährung ist Mineralstoffmangel weiter verbreitet, als wir denken. Der Mineralstoffbedarf kann bei bestimmten Menschen auch höher liegen: in der Wachstumsphase, bei Schwangeren und stillenden Frauen, Rauchern, Menschen mit erhöhtem Körpergewicht oder Neigung zu vermehrter Schweißbildung, anstrengender körperlicher Arbeit, Sportlern, bei der Einnahme bestimmter Medikamente sowie bei verschiedenen Erkrankungen (Durchfall).

Um Mangelerscheinungen und den daraus resultierenden Erkrankungen vorzubeugen, ist eine Nahrungsergänzung mit Heilerde zu empfehlen. Denn: Heilerde enthält alle für den Körper lebenswichtigen Mineralstoffe in einer natürlichen Zusammensetzung. Bei einer regelmäßigen Einnahme kann auf die Gabe weiterer Mineralstoffpräparate verzichtet werden.

### Heilerde-Anwendung

Morgens nüchtern und über den Tag verteilt je ein Glas Heilerdewasser schluckweise trinken. Durch Heilerdebäder werden Mineralien über die Haut aufgenommen.

### Homöopathie

Die fehlenden Mineralien können zusätzlich in homöopathischer Form eingenommen werden. Dem Körper wird dadurch die Information zur Aufnahme gegeben. Bei Eisenmangel beispielsweise: Ferrum phosphoricum D12, zweimal täglich. Bei Selenmangel: Selenium D6, dreimal täglich. Kalziummangel: Kacinokatt N, dreimal täglich eine Tablette.

## Mundgeruch

Meist wird mit Mundgeruch eine mangelnde Mundhygiene oder der Genuss bestimmter Speisen und Getränke in Verbindung gebracht. Neben diesen Hauptursachen können sich aber auch Erkrankungen des oberen Verdauungstraktes (Mund, Zähne, Rachen, Magen) und der Atemwege (Nase, Nasennebenhöhlen, Lunge) sowie Diabetes hinter diesem Symptom verbergen.
Heilerde hat die Fähigkeit, gasförmige Stoffe aufzunehmen und anzulagern. Gerüche werden dadurch neutralisiert.

### Heilerde-Anwendungen
Gegen Mundgeruch hilft das Gurgeln mit Heilerdewasser (siehe Anwendungen, Seite 32f.). Gleichzeitig normalisiert Heilerde das Mundmilieu und heilt Entzündungen.
Auch bei Gerüchen, die aus dem Magen kommen, ist Heilerdewasser zu empfehlen. Es soll schluckweise über den Tag verteilt getrunken werden. Siehe «Magenschleimhautentzündung», Seite 92.

### Was Sie zusätzlich tun können
Dem Gurgelwasser können 10–20 Tropfen Myrrhentinktur oder Salviathymol (Apotheke) zugegeben werden. Die ätherischen Öle wirken antiseptisch und riechen gut. Um den Mundgeruch für immer zu beseitigen, muss festgestellt werden, woher er kommt!

## Nagelbettentzündung – Nagelgeschwür

Eine Nagelbettentzündung wird meist durch kleine Verletzungen wie unsachgemäße Nagelpflege verursacht. Bakterien dringen ein, und das schmerzempfindliche Gewebe um den Nagel rötet sich, schwillt an und schmerzt. Sind Staphylokokken an der Infektion beteiligt, kommt es zu einem eiternden Nagelgeschwür. Durch Heilerde-Applikationen werden die auslösenden Bakterien aufgenommen und entfernt. Die Entzündung beruhigt sich und heilt ab.

## Heilerde-Anwendungen

Ein dünner Heilerdebrei wird mit lauwarmem Kamillentee (= antibakteriell) angerührt und der betroffene Finger darin mehrmals täglich 30 Minuten gebadet. Den Heilerdebrei nie zweimal verwenden! Sollte das aus zeitlichen Gründen nicht möglich sein, kann auch ein Finger-Schlauchverband mit einem Kamillentee-Heilerdebrei getränkt und mehrmals täglich, für eine halbe Stunde, kalt umgelegt werden. Zwischendurch den Finger mit trockener Heilerde einpudern und ruhigstellen (Schiene). Einmal täglich ein Teelöffel Heilerde fördert die Wundheilung und Regeneration.

## Was Sie zusätzlich tun können

Der Heilerdebrei kann auch mit wundheilungsförderndem Ringelblumentee angerührt werden, dem man einige Tropfen antibakteriell wirkendes Teebaumöl beigibt. Um eine Blutvergiftung zu vermeiden, muss ein Nagel unter Eiter chirurgisch entfernt werden. Anschließende Heilerde-Anwendungen reinigen die Wunde und fördern den Wiederaufbau des Nagels. Homöopathisch aufbereitete Kieselerde, Silicea D12, ein- bis dreimal täglich eine Tablette, unterstützt den Heilungsprozess bei Eiterungen.

# Neurodermitis

Bei Neurodermitis handelt es sich um ein Ekzem, das durch Veranlagung von innen heraus entsteht (endogen). Die Krankheit beginnt meist im frühen Kindesalter mit Juckreiz (nächtliche Juckkrisen) und Rötung der Haut. Bedingt durch den Juckreiz wird gekratzt, und die

Haut entzündet sich immer mehr. Das ständige Jucken und Kratzen setzt einen Teufelskreis in Gang. Die Krankheit breitet sich aus, und durch Sekundärinfektionen mit Pilzen und Bakterien verschlimmert sich die ekzemartige Hauterscheinung. Es entsteht eine massiv entzündete und schmerzende Haut mit Furchen, Rillen, Runzeln und Linien (Lichenifikation). Die Veranlagung zu dieser Erkrankung ist angeboren. Dafür anfällige Kinder haben beispielsweise Milchschorf und leiden an erhöhter Infektanfälligkeit. Durch äußere Faktoren wie Impfungen, Allergene und psychische Faktoren geraten das Immunsystem und der körpereigene Stoffwechsel ins Ungleichgewicht: ein guter Nährboden für Neurodermitis. Heilerde kann nicht die Veranlagung zu dieser Erkrankung rückgängig machen. Sie ist jedoch fähig, den Körper zu entgiften und den Stoffwechsel zu entlasten. Durch äußere Anwendungen wird den Pilzen und Bakterien die Wachstumsgrundlage entzogen. Die Haut wird gekühlt, der Juckreiz gelindert, und die Entzündung der Haut nimmt ab.

### Heilerde-Anwendungen
Siehe »Ekzem«, Seite 73.

### Was Sie zusätzlich tun können
Da die Ursachen der Neurodermitis sehr vielfältig sind, muss ein individuelles Therapiekonzept erstellt werden. Sehr bewährt haben sich die Homöopathie, Phytotherapie, Farbtherapie (besonders bei Kindern) und die Bioresonanztherapie. Eine reizarme Ernährung, mit dem Verzicht auf bestimmte Nahrungsmittel, kann zeitweise sehr hilfreich sein. Das Kratzen soll auf jeden Fall unterbunden werden. Die trockene, nicht offene Haut kann mit Melkfett-Plus eingecremt werden. Siehe auch unter »Ekzem«, Seite 73.

### Heilkräuter bei Neurodermitis
Cystus Dr. Pandalis-Tee (Apotheke) besteht aus dem Kraut der Cistrose. Sie wird als der »europäische Teebaum« bezeichnet und wirkt

keimtötend bei Bakterien, Pilzen und Viren. Der Tee kann innerlich und äußerlich bei entzündeter Haut, Schleimhaut und Nägeln angewendet werden und ist besonders bei Neurodermitis zu empfehlen. Ein Teelöffel des Krautes wird mit 150 ml kochendem Wasser überbrüht und soll nicht länger als 5 Minuten ziehen. Kinder trinken davon einmal und Erwachsene mehrmals täglich eine Tasse. Zur äußerlichen Anwendung wird ein Sud hergestellt: Eine Handvoll Cistuskraut mit 100–200 ml Wasser 5 Minuten kochen, dann abseihen. Der Sud ist zwei Tage im Kühlschrank haltbar. Die betroffenen Hautstellen werden damit zweimal täglich gewaschen und an der Luft getrocknet.

Essentielle Fettsäuren in Form von Nachtkerzenöl (9 % GLS) oder Borretschsamenöl (24 % GLS, Glandol) gleichen die unangenehmen Folgen der verminderten Talgproduktion aus, wodurch die Elastizität und Geschmeidigkeit der Haut wesentlich verbessert wird. Sie werden als Nahrungsergänzung eingenommen, können aber auch auf die geschädigte Haut aufgetragen werden.

## Nieren

Zur Anregung der Ausscheidungsfunktion sind warme Heilerde-Auflagen auf Nierenhöhe sehr gut geeignet. Eine Entzündung des Nierenbeckens muss vom Arzt behandelt werden. Heiße (!) Nierenauflagen unterstützen die Heilung.

## Ödeme

Bei einem Ödem kommt es zur Ansammlung von Flüssigkeit im Gewebe, wodurch verschiedene Körperstellen und Organe schmerzlos anschwellen. Störungen und Schäden an den Organen Herz, Leber und Niere sowie Allergien, Eiweißmangel, Hormonstörungen, Schwangerschaft und Entzündungen können ein Ödem verursachen. Die Einnahme von Heilerde wirkt regulierend auf viele Körperfunktionen. Äußerlich angewendet, verfügt sie über eine entwässernde und abschwellende Wirkung.

## Heilerde-Anwendungen

Lokale, kalte und dick aufgetragene Heilerdebrei-Auflagen/Pflaster müssen zur Steigerung des Wasserentzugs bis zur Trocknung auf der entsprechenden Stelle bleiben.

Kalte, ableitende Wickel, zum Beispiel um die Knöchel und Waden bei Rechtsherzinsuffizienz, in der Schwangerschaft und nach langem Stehen, sind angenehm und lassen die Schwellung zurückgehen. Zusätzlich haben sie eine leicht kreislaufanregende Wirkung, wodurch die Schwere der Beine und Abgeschlagenheit verschwinden. Ein- bis zweimal täglich einen Teelöffel Heilerde einnehmen. Rumpfwickel mit Heilerdewasser beeinflussen und harmonisieren den ganzen Körper. Die Durchblutung wird sanft angeregt, was sich auch günstig auf den Abtransport überschüssiger Flüssigkeit aus dem Gewebe auswirkt.

## Was Sie zusätzlich tun können

Das Grundleiden muss unbedingt ausfindig gemacht und behandelt werden! Die Ernährung muss der Erkrankung entsprechend umgestellt werden. Ein Mangel an Kalium fördert die Speicherung von Wasser! Mögliche Kaliumräuber: Kaffee, Alkohol, Kochsalz und Zucker! Bananen, getrocknete Aprikosen, Zitrusfrüchte, Kartoffeln und Brunnenkresse enthalten besonders viel Kalium – aber auch Heilerde kann ein mögliches Defizit an diesem Mineralstoff ausgleichen. Handelt es sich um ein Ödem infolge eines Lymphstaus, ist eine Lymphdrainage sehr hilfreich. Viel Bewegung regt den Kreislauf an, trainiert die Venenpumpe und wirkt so Ödemen, insbesondere an den Beinen, entgegen. Nach langem Stehen und in der Schwangerschaft öfters die Füße hochlegen und folgendes Hautöl Richtung Herz einmassieren: In 100 ml Jojobaöl gibt man je 10 Tropfen Lavendel-, Zypressen- und Zitronenöl.

**Entwässernder Tee** (auch in der Schwangerschaft)
Zinnkraut, Brennnessel, Johanniskraut, Weißdorn- und Birkenblätter zu gleichen Teilen mischen. Einen Teelöffel dieser Mischung mit einer Tasse (150 ml) kochendem Wasser übergießen. Nach 10 Minuten abseihen und davon dreimal täglich eine Tasse trinken.

## Schmerzen, allgemein

Dieses Warn- und Schutzsignal unseres Körpers weist uns darauf hin, dass wir uns verletzt haben oder ein Organ erkrankt ist. Unser Organismus möchte, dass diese Störung behoben wird, indem wir uns die nötige Ruhe und Pflege zukommen lassen, die zur Heilung notwendig ist. Das Symptom Schmerz ist eigentlich zu begrüßen, denn hätten wir keine Schmerzen, würden wir nicht auf unseren Körper achten und uns ständig, auch lebensgefährlich, verletzen. Durch Schmerzmittel wird der Schmerz nur unterdrückt, die Ursache jedoch nicht behoben. Besonders bei chronischen Schmerzen und Dauereinnahme der Medikamente kommt es durch die Nebenwirkung der Medikamente zur Verschleierung der Ursache. Der meist schon überforderte Organismus wird vergiftet und dadurch noch mehr geschädigt (beispielsweise bei Migräne). Mein Großvater sagte:»Heilerde zieht die Schmerzen heraus.« Sie lindert die Schmerzen bis zur Behebung der Ursache, reinigt den Körper und behebt durch Mineralstoffmangel bedingte Schmerzen.

### Heilerde-Anwendungen
Siehe entsprechende Indikationen.

### Was Sie zusätzlich tun können
Siehe entsprechende Indikationen.
Zur Schmerzlinderung und Kräftigung des ganzen Körpers versuchen Sie Folgendes: Massieren Sie beide Ohren, indem Sie das Ohr zwischen Daumen und Zeigefinger nehmen. Nach mehreren Minuten wird Ihr

Ohr ganz heiß sein, und ein wohliges Gefühl durchströmt Ihren ganzen Körper.

## Schmerzlindernde Heilkräuter

Innerlich: Schöllkraut, Kamille, Pfefferminze (krampflösend). Ein Tee aus Johanniskraut und Schlüsselblumenblüten, zu gleichen Teilen gemischt, beruhigt und lindert Nervenschmerzen. 2 Teelöffel der Mischung werden mit 250 ml kochendem Wasser übergossen und nach 10 Minuten abgeseiht. Davon trinkt man dreimal täglich eine Tasse so warm als möglich.

Äußerlich: Johanniskrautöl (Nervenschmerzen, allgemeinschmerzlindernd)

## Schuppenflechte

Eine häufige und sehr hartnäckige Hautkrankheit ist die Schuppenflechte (Psoriasis). Die Betroffenen leiden sowohl seelisch als auch körperlich. Auf der Haut zeigen sich scharf begrenzte und entzündete Hautstellen, die zuweilen jucken und von silberweißen Schuppen bedeckt sind. Werden diese Schuppen entfernt, blutet die Haut darunter punktförmig. Bevorzugter Sitz dieser Herde ist an Ellenbogen, Knie, Kopf und der Kreuzbeingegend. Die Schuppenflechte kann sich aber auch über den ganzen Körper ausdehnen oder nur an den Nägeln auftreten. Verläuft die Krankheit schwer oder wird nicht behandelt, kommt es zum Befall der Gelenke mit Versteifung. Verschiedene Ursachen werden diskutiert, wie Fehlernährung, Stoffwechselstörung und Allergien. Die Bereitschaft, psoriatisch zu reagieren, wird vererbt, doch müssen immer bestimmte Auslöser hinzukommen, um die schlummernde Krankheit zu wecken. Heilerde hilft, den Körper zu reinigen und den Stoffwechsel zu entlasten. Äußerlich angewendet, entfernt sie sanft die Schuppen, lindert den Juckreiz und beruhigt die Hautentzündung.

## Heilerde-Anwendungen

Ein Heilerdebrei wird mit Ringelblumen-Zinnkrauttee angerührt und direkt auf die befallenen Körperstellen aufgetragen. Nach der Trocknung die aufgeweichten Schuppen mit der Heilerde sanft entfernen und die Hautstellen mit Nachtkerzenöl bzw. Leinöl nachbehandeln. Der Heilerdebrei kann ein- bis zweimal täglich aufgetragen werden. Ist der Oberkörper befallen, empfiehlt sich ein Lehmhemd. Zur Reinigung und Mineralisierung morgens nüchtern und abends vor dem Schlafengehen ein Glas Heilerdewasser trinken.

Bei großflächiger Schuppenflechte sowie zur Stoffwechselanregung und Entgiftung: Heilerdebäder nach Bedarf, zwei- bis dreimal wöchentlich. Die Haut mit den oben genannten Ölen pflegen.

### Was Sie zusätzlich tun können

In erster Linie müssen die Auslöser gefunden und vermieden werden. Eine individuelle Diät und Therapie unterstützt die Heilung. Verschiedene Vitamine wie A, C, E und essentielle Fettsäuren (zum Beispiel Nachtkerzenöl) wirken sich sehr positiv auf die gereizte Haut aus und sollen vermehrt mit der Nahrung zugeführt werden. Achtung: Ein Zinkmangel führt zu ekzemartigen Hautentzündungen sowie vermehrter Hautverhornung! Es ist unbedingt notwendig, den Körper zu entgiften und den Stoffwechsel anzuregen. Bei manchen Psoriatikern verbessern sich die Hauterscheinungen in Verbindung mit Sonne und Salzwasser. Ein Urlaubsaufenthalt am Meer ist deshalb sehr zu empfehlen.

### Heilkräutertee bei Psoriasis

Löwenzahn 30 g, Schöllkraut 25 g, Brennnessel 25 g, Salbei 25 g und Klettwurzel 20 g. 2 Teelöffel dieser Mischung mit 250 ml kochendem Wasser übergießen, nach 10 Minuten abseihen und ungesüßt trinken. Dreimal täglich eine Tasse.

## Schwangerschaft und Stillzeit

Auch in der Schwangerschaft und Stillzeit kann Heilerde unbesorgt eingenommen werden. Benötigte Mineralien und Spurenelemente können vom Körper aufgenommen und anfallende Stoffwechselabbauprodukte gebunden und ausgeschieden werden. Die damit verbundenen typischen Erkrankungen wie Schwangerschaftserbrechen, Sodbrennen und Mineralstoffmangel können vermieden und behoben werden.

Heilerde ist völlig unschädlich, doch sollte sie immer in Maßen eingenommen werden! Zum Wohle von Mutter und Kind sind regelmäßige Untersuchungen in dieser Zeit (Vorsorgeuntersuchungen) anzuraten. Außerdem kann man sich von einem Heilpraktiker über vorbeugende naturheilkundliche Maßnahmen (Eugenische Kur) beraten lassen.

Zur Reinigung des Körpers und zum Ausgleich des erhöhten Bedarfs an Mineralien am besten täglich Heilerde einnehmen, und zwar morgens nüchtern und abends vor dem Schlafengehen je einen Teelöffel.

Auf der ganzen Welt wird das »Erde-Essen« der Frauen vor, während und nach der Schwangerschaft praktiziert.

**Vor der Schwangerschaft**, um den Körper zu reinigen, die Fruchtbarkeit zu fördern und Fehlgeburten zu vermeiden.

**Während der Schwangerschaft** gegen Übelkeit, Sodbrennen und zur Deckung des erhöhten Bedarfs an Mineralien.

**Nach der Schwangerschaft** zur Blutstillung, Desinfektion sowie Steigerung der Milchbildung.

In Verbindung mit bestimmten Pflanzen können das Lebensgefühl und die Vitalität während der Schwangerschaft enorm verbessert werden.


### Schwangerschaftstee

Melissenblätter, Frauenmantel, Johanniskraut, Schafgarbenkraut und Zinnkraut je 10 g sowie Brennnesselkraut 20 g und Himbeerblätter 30 g. Ein Teelöffel dieser Mischung mit 150 ml kochendem Wasser übergießen. Nach 10 Minuten abseihen und davon dreimal täglich eine Tasse trinken.

## Schweißbildung, übermäßige

Die Produktion von Schweiß ist Bestandteil der Wärmeregulation des Körpers. Durch sie erfährt der Körper die notwendige Kühlung in Zeiten großer körperlicher Anstrengung. Schweißdrüsen befinden sich am ganzen Körper. Kommt es zu einer verstärkten Bildung von Schweiß an bestimmten Körperstellen, ist dies ein Hinweis auf ein schwaches Nervensystem bzw. Stress und Anspannung, die Mobilisation des Immunsystems, Ausscheidungsstörungen oder ein hormonelles Ungleichgewicht. Durch Heilerde werden die natürlichen Vorgänge unterstützt und nicht blockiert. Heilerde, äußerlich aufgetragen, saugt Schweiß auf, verstopft aber nicht die Poren. Die Bildung von Bakterien wird gehemmt, wodurch der mit Schweiß verbundene unangenehme Geruch natürlich verhindert wird. Ausscheidungsfunktionen werden nicht unterdrückt, sondern durch die Einnahme von Heilerde zusätzlich gefördert, und ein Verlust an Mineralien wird ausgeglichen.

### Heilerde-Anwendungen

Schwitzige Hände, Füße und Achselhöhlen reinigen, trocknen und mit Heilerde einpudern. An heißen Tagen kann der ganze Körper dünn mit Heilerde eingepudert werden.

Täglich ein Hand- bzw. Fußbad über mehrere Wochen reguliert den ganzen Organismus und hilft bei Hand- und Fußschweiß. Die Wirkung dieser Teilbäder kann durch die Zugabe von Walnussblätter- oder Eichenrindenabsud verstärkt werden.

### Was Sie zusätzlich tun können

Grundsätzlich gilt: Die Ursache behandeln! Die Ernährung sollte auf eine leichte, gemüsereiche Kost umgestellt werden. Außerdem ist es besonders bei Achselschweiß nötig, die Ausscheidung über die Nieren anzuregen. Bei Fußschweiß auf die Psyche achten und gegebenenfalls mit Bachblüten stabilisieren. Um die Wärmezirkulation des Körpers nicht zu stören, sind Schuhe aus Leder und Kleidung aus Naturmaterialien wie Baumwolle am sinnvollsten. Der Verlust an Flüssigkeit muss durch Trinken ausgeglichen werden. Es genügt aber nicht, nur viel zu trinken, da dadurch die noch vorhandenen Salzbestände weiter verdünnt werden. Dem Organismus muss man mit der Flüssigkeit Salz und Mineralstoffe (Heilerde) zuführen!

### Heilkräuter

Walnussblätter- und Eichenrindenabsud: 2 Esslöffel werden mit einem Liter Wasser 10 bzw. 20 Minuten geköchelt, abgeseiht und kalt dem Teilbad zugesetzt.

Regulierender Tee bei übermäßiger Schweißbildung:
Salbeiblätter 50 g, Zinnkraut 25 g und Johanniskraut 25 g. Ein Teelöffel der Mischung mit 150 ml kochendem Wasser übergießen, nach 10 Minuten abseihen und kalt trinken. Zweimal täglich eine Tasse.

## Sodbrennen

Dieses Übel wird schon in alten medizinischen Ratgebern erwähnt. Damals wurde Sodbrennen in Zusammenhang mit übermäßigem und fettem Essen, das die Magensäure nach oben drückt, in Zusammenhang gebracht bzw. einem Überschuss an Magensäure zugeschrieben. Heute weiß man, dass auch ein Mangel an Magensäure in Zusammenhang mit Ernährungsfehlern sowie verschiedene Magenerkrankungen und funktionelle Störungen das Brennen in der Magengegend und Speiseröhre hervorrufen können. Die Produktion von Salzsäure hängt von vegetativen Nerven ab, die für die unwillkürliche Steuerung vieler Organe zuständig sind. So können auch psychische Belastungen und der bloße Gedanke an Essen die Produktion von Magensäure anregen und Sodbrennen hervorrufen. Heilerde hat die Fähigkeit, sowohl Basen als auch Säuren zu binden. Dies führt zu einer Normalisierung des Magenmilieus bei Über- und Untersäuerung. Der natürlich vorhandene und für die Verdauung notwendige pH-Wert wird erhalten bzw. wiederhergestellt und die Magenschleimhaut geschützt. Äußerlich beruhigt und stärkt sie den empfindlichen Magen und regt die Verdauung an.

### Heilerde-Anwendungen

Morgens nüchtern und abends vor dem Schlafengehen einen Teelöffel Heilerde mit viel Wasser oder Tee einnehmen. Die Einnahme kann auch in Verbindung mit einer Heilerde-Rollkur durchgeführt werden. Bei starkem Sodbrennen, zum Beispiel während der Schwangerschaft, zusätzlich 1–2 Gläser Heilerdewasser über den Tag verteilt schluckweise trinken oder mehrmals kleine Portionen Heilerde einnehmen. Ein- bis zweimal täglich einen Leibwickel bzw. Magenauflage mit Heilerdewasser.

### Was Sie zusätzlich tun können

Medikamente, die Säure binden, sind ungeeignet für einen säurearmen Magen und dürfen nie eigenmächtig eingenommen werden. Für kurze Zeit wird die Magensäure zwar gebunden, doch im Anschluss wieder vermehrt gebildet. Naturheilkundliche Möglichkeiten wie Ernährungsumstellung und Heilkräuter sollten aus diesem Grunde bevorzugt angewendet werden.

Meiden Sie in erster Linie säurebildende und blähende Speisen wie Hülsenfrüchte, Kohl, Süßigkeiten, Weißmehlprodukte und fettes Essen. Verzichten Sie auf Kaffee, Schwarztee, Alkohol und Rauchen. Essen Sie kleine Portionen ruhig und langsam! Zwischen den Mahlzeiten können Sie hier und da einen frischen Apfel essen. Legen Sie sich nach dem Essen nicht hin, da der saure Speisebrei leicht in die Speiseröhre zurückfließen kann. Deshalb auch ein spätes Abendessen vermeiden.

**Heilkräuter bei Sodbrennen**
Zur Anregung der Verdauung und Stärkung des Magens: Wermut-Tee. Zweimal täglich eine Tasse lauwarm trinken. Dazu wird ein Teelöffel Wermutkraut mit 150 ml kochendem Wasser übergossen und nach 10 Minuten abgeseiht. Kurweise über mehrere Wochen. Bei Stress und psychischen Belastungen: Johanniskrauttee. Dreimal täglich eine Tasse lauwarm trinken. Zubereitung wie Wermut-Tee. Morgens nüchtern einen Esslöffel Johanniskrautöl einnehmen. Wacholderbeerenkur gegen Sodbrennen nach S. Kneipp: Man kaue am 1. Tag 5 getrocknete Wacholderbeeren und steigere die Zahl der Beeren bis 15. Täglich eine mehr. Dann verringert man die Zahl der Beeren um täglich eine und hört mit 5 Beeren wieder auf.

## Sonnenbrand

Durch eine übermäßige und intensive UV-Bestrahlung kommt es zu einer Entzündung der Haut. Sie ist hochrot, spannt und schmerzt. Die Blasenbildung und das Abschälen der Haut entspricht einer Verbrennung 2. Grades. Mit der Zahl der Sonnenbrände wächst das Risiko, später an Hautkrebs zu erkranken, da die Hautzellen nachhaltig verändert und zerstört werden. Die Neigung zum Sonnenbrand ist abhängig von der Pigmentierung der Haut: je hellhäutiger und je weniger an die Sonne gewöhnt, desto empfindlicher ist sie. Bei Sonnenbrand eignet sich Heilerde in Verbindung mit Wasser hervorragend, da diese Kombination intensiv und lange kühlt. Der Sonnenbrand wird abgeschwächt und die Regeneration der Haut beschleunigt.

**Heilerde-Anwendungen**
Bei Sonnenbrand im Gesicht eine Heilerde-Gesichtsmaske mit kaltem Wasser oder Labkraut-Tee anrühren. Der Labkraut-Tee wird mit 250 ml kochendem Wasser und 2 Teelöffel Labkraut zubereitet und abgekühlt. Die Maske darf auf keinen Fall trocken werden! Um dies zu verhindern, das Gesicht mit einem feuchten Küchentuch abdecken.

Bei einem großflächigen Sonnenbrand am Oberkörper empfiehlt sich ein Lehmhemd (ohne Wolldecke!) über mehrere Stunden. Es sollte regelmäßig erneuert werden, um nicht an Wirkung zu verlieren. Das Heilerdewasser kann ebenfalls mit Labkraut-Tee angerührt werden. Zur Mineralisierung zweimal täglich einen Teelöffel Heilerde mit viel Wasser einnehmen.

**Was Sie zusätzlich tun können**
Zur Vorbeugung eines Sonnenbrandes: Auch im Schatten wird man braun! Verwenden Sie auch dort grundsätzlich Sonnencremes mit einem hohen Lichtschutzfaktor (ab 12). Das Sonnenschutzmittel muss 30 Minuten vor einem Sonnenbad aufgetragen und während des Tages öfter erneuert werden. Sollten Sie dennoch zu viel Sonne getankt haben, helfen die Heilerde-Anwendungen rasch. Danach bzw. drei- bis viermal täglich auf die Haut Feuchtigkeit spendendes Aloe-V Pinen era-Gel auftragen. Zusätzlich morgens und abends 100 mg natürliches Vitamin C (Acerola Taler) einnehmen, bis die Hautentzündung abgeheilt ist.

## Sportverletzung

Nicht nur ein Leistungssportler bekommt die Nebenwirkungen des Sports zu spüren. Besonders der Ungeübte ist anfällig für Verletzungen wie Blutergüsse, Prellungen, Verrenkungen und Schlimmeres wie Knochenbrüche und Bänderrisse. Sport ist wichtig und gesund – in Maßen und mit Kenntnis der eigenen Grenzen. Sollte es dennoch zu einer Verletzung kommen, führen Heilerde-Auflagen und Wickel am Ort des Geschehens zu einer Mehrdurchblutung, wodurch anfallende Stoffwechselprodukte abtransportiert werden und das Gewebe vermehrt mit Sauerstoff versorgt wird. Dadurch werden Schmerzen gelindert, und der Heilungsprozess gefördert.

**Heilerde-Anwendungen**
Kalte Auflagen oder Wickel nehmen den Schmerz und die Schwellung. Sie müssen erneuert werden, sobald sie warm geworden sind. Bei einer Zerrung oder Muskelverspannung helfen mehrmals täglich warme Heilerde-Auflagen auf die betroffene Stelle. Das Heilerdewasser oder der Heilerdebrei kann mit Arnikatee bzw. 1 Teelöffel Arnikatinktur auf 250 ml kaltes Wasser angerührt werden.

**Was Sie zusätzlich tun können**
Ein Arzt muss klären, um was für eine Art von Verletzung es sich handelt. Wenden Sie trotzdem Heilerde sofort an, denn mit ihr können Sie nichts falsch machen. Bei einer Verrenkung oder Verstauchung lagern Sie das verletzte Gelenk hoch und stellen Sie es ruhig.

## Unterschenkelgeschwür

Aufgrund einer chronisch venösen oder arteriellen Durchblutungsstörung kann es im Unterschenkel- und Knöchelbereich zu Hautveränderungen und Entzündungen kommen. Im Laufe der Zeit entstehen tiefe Wunden, die sich bis auf den Knochen »durchfressen« können. Viele Faktoren sind beteiligt. Einseitige und nährstoffarme Ernährung, funktionelle Störungen der Organe, Stoffwechselerkrankungen (Diabetes mellitus) sowie mangelhafte Bewegung über Jahre hinweg fördern und unterstützen dieses »Symptom«. Das »offene Bein« stellt ein Ventil des Körpers dar. Es ist deshalb falsch, es von außen schließen zu wollen, ohne das innere Milieu in Ordnung gebracht zu haben. Innere und äußere Anwendungen ergänzen sich. Heilerde reinigt und reguliert den Organismus, und die Wunde heilt ab.

**Heilerde-Anwendungen**
Zur Stärkung des Bindegewebes und zum Abbau der Stoffwechselgifte: Morgens nüchtern, mittags und abends vor dem Schlafengehen ein Glas Heilerdewasser trinken.

Lauwarme Heilerde-Auflagen und -wickel reinigen die Wunde und fördern die Bildung von Haut. Für die Anwendung bei »offenem Bein« zu Beginn am besten grobkörnige Heilerde verwenden. Sie darf nur mit Wasser oder Tee, keinesfalls mit Öl angerührt werden. Die Anwendungen können dreimal täglich durchgeführt werden. Ein stark nässendes Unterschenkelgeschwür kann vor dem Verbinden mit Heilerde eingepudert werden. Sonst grundsätzlich feuchte Anwendungen, denn die Wundsekrete müssen abfließen können! Erst dann trocknet und heilt das Geschwür. Vor dem Schlafengehen können Sie eine warme Heilerde-Auflage auf die Leber legen. Auch ein Rumpfwickel unterstützt die Organfunktionen, fördert die Entgiftung und wirkt Durchblutungsstörungen entgegen.

## Was Sie zusätzlich tun können

Die Leber und die Ausscheidungsfunktionen, insbesondere die der Niere, müssen angeregt werden. Nur so ist der Körper in der Lage, Abfallstoffe zu beseitigen. Um den Organismus zu entlasten, ist eine Umstellung der Ernährung notwendig. Der Salz- und Fleischkonsum muss auf ein Minimum reduziert werden. Schweinefleisch, Wurst, Zucker, Weißmehl und Konserven sollten ganz gemieden werden. Eine Bioresonanztherapie, kombiniert mit Homöopathie, reguliert und unterstützt den Heilungsprozess auf feinstofflicher Ebene.

## Heilkräuter bei Geschwüren

Tee für die äußere Anwendung: Kamille 20 g, Johanniskraut 20 g, Zinnkraut 30 g und Ringelblume 30 g. Ein Esslöffel dieser Mischung wird mit 250 ml kochendem Wasser übergossen. Nach 10 Minuten seiht man ab und trinkt diesen Tee lauwarm, dreimal täglich.

Tee für die innere Anwendung: Zinnkraut, Himbeerblätter und Löwenzahn werden zu gleichen Teilen gemischt. Ein Esslöffel davon wird mit 250 ml kochendem Wasser übergossen und nach 10 Minuten abgeseiht. Dreimal täglich eine Tasse trinken.

# Venenentzündung

Oberflächliche Entzündungen der Venen entwickeln sich meist infolge von Krampfadern im Bereich des Unterschenkels. Es entstehen lokale Entzündungszeichen und kleine Ödeme. Bei einer tiefen Venenentzündung, entstanden durch eine Blutpfropfenbildung in den tiefen Beinvenen, kommt es zur Schwellung der Beine mit blauroten Verfärbungen, verbunden mit Schmerzen, Spannungsgefühl und Wadenkrämpfen. Wegen einer Emboliegefahr ist unbedingt ein Arzt hinzuzuziehen. Bei oberflächlicher Venenentzündung helfen kalte Heilerde-Anwendungen, die Schmerzen zu lindern. Die Entzündung wird beruhigt und klingt ab.

## Heilerde-Anwendungen

Bei oberflächlichen Venenentzündungen vorerst nur Heilerde (eine Woche lang, zweimal täglich 1 Teelöffel) einnehmen, um eine Verstärkung der Symptome zu vermeiden. Weitere Anwendungen siehe »Krampfadern«, Seite 90.
Auch bei tiefen Venenentzündungen kann Heilerde angewendet werden. Dies sollte jedoch in Absprache mit einem naturheilkundigen Arzt erfolgen.

## Was Sie zusätzlich tun können

Möglichst viel trinken und einige Rohkosttage einlegen. Rohes Obst und Gemüse sowie frischer Knoblauch reinigen und verdünnen das Blut. Lagern Sie die Beine in der Nacht hoch, und ziehen Sie morgens, noch im Bett liegend, eine Stützstrumpfhose an. Vermeiden Sie Beinmassagen! Das Rauchen muss aufgegeben werden! Frauen, die die Pille nehmen, müssen auf andere Empfängnisverhütungsmethoden umsteigen.

## Venentee

Steinklee, Weißdorn und Weidenrinde zu gleichen Teilen mischen. 2 Teelöffel dieser Mischung mit 250 ml kochendem Wasser übergießen und nach 15 Minuten abseihen. Davon dreimal täglich eine Tasse trinken.

## Verbrennung

Bei einer Verbrennung kommt es infolge Hitzeeinwirkung zu einer Schädigung des Gewebes. Die Haut wird rot, schmerzt, schwillt an (1. Grad) und kann Blasen bilden (2. Grad). Bei einer Verbrennung 3. Grades sind tiefere Hautschichten und -nerven zerstört. Es kommt durch den hohen Flüssigkeitsverlust und die Gewebeschädigung zu schweren Funktionsstörungen bis hin zum Schock.

Schwere Verbrennungen gehören in sofortige ärztliche Behandlung! Bei Verbrennungen 1. und 2. Grades unverzüglich Heilerde anwenden! Sie kühlt und verhindert das Tieferdringen der Entzündung, die Blasenbildung sowie eine Infektion. Heilerde reinigt die Wunde, indem sie zerstörte Hautzellen und Verunreinigungen aufnimmt und bindet. Die Zellerneuerung wird angeregt, wodurch es zur schnellen Bildung von neuem Gewebe kommt.

### Heilerde-Anwendungen

Sofortige Kaltwasserbehandlung etwa 15 Minuten lang, danach Heilerde-Auflagen und -wickel. In kurzen Zeitabständen sowie vor der Trocknung (!), und wenn die Kühlung nachlässt, die Anwendungen wiederholen. Zwischendurch mit kaltem Wasser abbrausen. Bei Verbrennungen der Extremitäten: ein kaltes Hand- und Fußbad mit Heilerdewasser. Bei großflächigen und schweren Körperverbrennungen hilft sofort ein kühles Bad in Heilerdewasser oder -paste. Zum Ausgleich des Mineralienverlustes 1–3 Gläser Heilerdewasser über den Tag verteilt trinken.

### Was Sie zusätzlich tun können

Verwenden Sie keine Salben! Die Verbrennung kann dadurch nachwirken und noch tiefer in das Gewebe dringen. Die Aufnahme von Antioxidantien (Radikalenfänger) wie Vitamin C und E ist zu empfehlen, ebenso Zink, das die Wundheilung anregt.

**Homöopathie**

Belladonna, Aconitum, Apis mellifica und Ferrum phosphoricum sind in dem Komplexmittel Aconitum Pentarkan (DHU) enthalten. Davon drei- bis fünfmal täglich 1–2 Tabletten. Aber auch Cantharis und Urtica urens sind bei Verbrennungen hilfreich.

**Heilkräuter**

Zum Anrühren des Heilerdebreis kann kalter Johanniskrauttee verwendet werden.

## Verstopfung

Vor allem alte Leute, Kinder und Frauen leiden unter Verstopfung und sehen sich oft gezwungen, der Verdauung mit Abführmitteln auf die Sprünge zu helfen. Gerade das verschlimmert das Problem, schädigt Darmschleimhaut und Körper und führt in die Abhängigkeit, denn die Ursache für die Verstopfung bleibt unberücksichtigt. Der häufigste Grund für Verstopfung ist unsere heutige Lebensweise mit ballaststoffarmem Essen (Fast Food), ungenügender Flüssigkeitszufuhr, Bewegungsmangel, Stress und psychischen Belastungen. Aber auch funktionelle Störungen verschiedener Organe (Bauchspeicheldrüse, Schilddrüse), bestimmte Medikamente oder eine Schwangerschaft können eine Verstopfung in Verbindung mit Bauchkrämpfen, Blähungen, Völlegefühl, Übelkeit und Kopfschmerzen auslösen. Durch die Einnahme von Heilerde wird das Darmmilieu normalisiert, und die durch die Verstopfung angesammelten Gifte und Gase werden gebunden und ausgeschieden. Die »Teilchen« und Mineralien der Heilerde sorgen für den nötigen »Ballaststoff«, regen die Sekretion der Darmdrüsen und somit die Darmtätigkeit an. Leibwickel unterstützen die Regulierung von innen und lindern Blähungen und Krämpfe.

### Heilerde-Anwendungen

Verwenden Sie die gröbere Heilerde! Die ersten 1–2 Wochen nur mildes Heilerdewasser zweimal täglich trinken. Danach Heilerde mit der doppelten Menge Wasser anrühren. Trinken Sie das Ganze über den Tag verteilt zwischen den Mahlzeiten. Vorher immer aufrühren! Zusätzlich einmal täglich (auch nach Bedarf) einen heißen Leibwickel mit Heilerdewasser, am besten nach dem Abendessen. Er regt die Verdauung und Entgiftung an, verhilft zu einer allgemeinen Beruhigung und zu einem guten Schlaf.

Wenn nötig, einen Einlauf mit lauwarmem Heilerdewasser vornehmen. Auf einen Liter Wasser kommen 2–3 Esslöffel Heilerde.

### Was Sie zusätzlich tun können

Den Grund für die Verstopfung herausfinden und behandeln. Die Ernährung sollte viele Ballaststoffe enthalten. Zur Anregung der Verdauung dreimal täglich eine halbe Stunde vor dem Essen 2 Esslöffel geschroteten Leinsamen oder 1 Esslöffel Indische Flohsamenschalen mit einem Glas lauwarmem Wasser oder verdauungsanregendem Tee trinken. Bei überwiegend sitzender Tätigkeit für einen entsprechenden Ausgleich mit Sport sorgen, denn: Wenn wir uns nicht bewegen, wird auch der Darm faul und schlaff!

### Heilkräutertee zur Anregung der Verdauung

Wegwarte 30 g, Johanniskraut 20 g, Pfefferminze 20 g und Löwenzahn 30 g. 2 Teelöffel dieser Mischung mit 250 ml kaltem Wasser übergießen, zum Kochen bringen und abseihen. Ein- bis zweimal täglich den lauwarmen Tee mit Honig gesüßt trinken. Dauer der Teekur etwa 4–6 Wochen.

## Windeldermatitis

Der Windelausschlag entsteht bei Babys an den Stellen, die von der Windel bedeckt sind, kann sich aber auch ausbreiten. Es kommt zur

Entzündung der Haut, manchmal mit Papeln und Bläschen, die sich öffnen und nässen. Die Reizung der Haut entsteht durch aggressive Stühle, Seifenrückstände sowie Ammoniakbildung bei der Zersetzung des Urins. Durch die Windel wird ein Wärmestau verursacht, der die zusätzliche Infektion mit Pilzen und Bakterien begünstigt. Wäre das Abwehrsystem stark genug, würde es nicht zur Infektion kommen! Dies ist jedoch, meist durch das Zahnen der Kinder, stark beeinträchtigt. Heilerde reguliert das Darmmilieu und stärkt das Immunsystem. Sie lindert die Entzündung und nimmt den Stühlen die Aggressivität, indem sie die Sekrete bindet und neutralisiert.

### Heilerde-Anwendungen

Am besten dem Baby ein Glas mildes Heilerdewasser über den Tag verteilt schluckweise zu trinken geben. Einmal täglich ein Sitzbad in Heilerdewasser. Es kann Stiefmütterchentee oder eine Abkochung aus Eichenrinde zugegeben werden, wodurch die Haut unempfindlich wird. Nach jedem Stuhlgang die Haut nur mit Wasser reinigen, gut abtrocknen und mit Heilerde einpudern. Bei starker Entzündung sollte darüber zusätzlich eine Wundschutzsalbe aufgetragen werden.

### Was Sie zusätzlich tun können

Die Windeln wechseln, sobald sie feucht sind! Das Abwehrsystem muss mit homöopathischen oder pflanzlichen Mitteln individuell gestärkt werden! Fragen Sie Ihren Naturheiltherapeuten.

### Homöopathie

Bei Zahnungsdurchfällen haben sich Rheum D3 und Anisum D2, fünfmal täglich 3 Globuli, bewährt. Zur Beruhigung und für einen besseren Schlaf empfehle ich Chosmochema Fieberzäpfchen. Sie enthalten verschiedene, bei Indikation wirksame homöopathische Mittel. Abends ein Zäpfchen in den After einführen.

## Wunden

Jede Art von Wunden kann mit Heilerde behandelt werden. Tiefe und großflächige Wunden gehören selbstverständlich in die Hand eines Arztes. Kleine, oberflächliche Wunden können von Ihnen selbst versorgt werden. Heilerde beschleunigt die Gerinnung des Blutes und wirkt deshalb blutstillend. Sie ist steril und kann direkt auf die Wunde gegeben werden. Erreger und Schmutzpartikelchen werden von ihr aufgenommen, so dass eine Entzündung unterbunden und verhindert wird. Das Gewebe beruhigt und regeneriert sich. Die Heilung wird beschleunigt und die Bildung von unschönen Narben verhindert.

### Heilerde-Anwendungen

Generell mehrmals täglich feuchte Heilerdepflaster, -auflagen oder -wickel. Bei offenen und eiternden Wunden kann zwischen Heilerdepflaster und Haut eine dünne Mullschicht gegeben werden. Nach der Trocknung wird vorsichtig mit lauwarmem Wasser abgeduscht, mit trockener Heilerde bestäubt und nur wenn nötig verbunden. Die Heilerde kann mit Zinnkraut-, Ringelblumen- oder Kamillentee, bei offenen Wunden jedoch nie mit Öl, angerührt werden.

Einmal täglich ein Glas Heilerdewasser zur Entgiftung und Zufuhr wundheilungsfördernder Mineralien, insbesondere Kieselsäure.

### Was Sie zusätzlich tun können

Vermeiden Sie das Reiben und Berühren der Wunde mit den Händen oder unsterilen Gegenständen. Stärken Sie Ihre Immunabwehr, beispielsweise durch ein Echinacea-Präparat, und nehmen Sie zusätzlich Vitamin C und Traumeel Tabletten ein. Durch das homöopathische Medikament Traumeel bekommt der Körper einen verstärkten Impuls zur Heilung.

## Zahnfleischentzündung

Zahnfleischentzündungen werden nicht nur, wie allgemein bekannt, von Bakterien und falscher bzw. mangelhafter Mundhygiene hervorgerufen. Sie können auch das Zeichen einer Allergie oder eines Vitaminmangels sowie die Folgeerscheinung von Magen- und Darmerkrankungen und hormonellen Schwankungen sein. Die Spülungen mit Heilerde reinigen die Mundhöhle und beruhigen das entzündete Zahnfleisch. Durch die Einnahme der Heilerde werden die Schleimhäute des Verdauungstraktes aufgebaut, was sich auch auf die Mundhöhle auswirkt. Ein Mineralstoffmangel wird ausgeglichen. Heilerde kann auch die Zähne kräftigen und Zahnfleischblutungen vorbeugen.

### Heilerde-Anwendungen

Morgens nüchtern und abends vor dem Schlafengehen ein Glas Heilerdewasser einnehmen.

Mehrmals täglich Mundspülungen und Gurgeln mit aufgeschwemmtem Heilerdewasser. Zwischendurch können die Zähne mit Heilerde geputzt und das Zahnfleisch mit Heilerde eingepudert werden.

### Was Sie zusätzlich tun können

Die Ursache der Erkrankung muss behoben werden. Nur so kann ein Übergreifen der Entzündung auf den Zahnhalteapparat und somit ein Ausfallen der Zähne (Paradontitis/Parodontose) verhindert werden. Zähne und Zahnzwischenräume immer gründlich reinigen. Um Entzündungen zu vermeiden, muss die Mundhöhle nach der Anwendung von Zahnseide mit ätherischen Ölen, wie Salviathymol aus der Apotheke oder Myrrhe oder Nelke, desinfiziert werden. Dazu gibt man 10 Tropfen des ätherischen Öls auf ein Glas lauwarmes, mildes Heilerdewasser oder Wasser und spült damit den Mund. Verwenden Sie eine natürliche Zahnpasta mit ätherischen Ölen (zum Beispiel Salviagalen aus der Apotheke).

**Teemischung für Spülungen bei Zahnfleischentzündung**

Kamille, Eichenrinde und Isländisch Moos werden zu gleichen Teilen gemischt. Ein Esslöffel der Mischung mit 250 ml kochendem Wasser übergießen und nach 10 Minuten abseihen. Mit dem lauwarmen Tee mehrmals täglich den Mund spülen und gurgeln.

# Weitere Anwendungen

## Für die Schönheit

Heilerde ist das älteste Schönheitsmittel überhaupt. Sie wird auch heute noch auf der ganzen Welt zur Pflege, Reinigung und Verzierung der Haut verwendet. Heilerde sollte bei Schönheitsproblemen zusätzlich zur äußeren Anwendung auch eingenommen werden. Die Standarddosierung von 1–2 Teelöffel täglich reguliert, entgiftet und entsäuert den Körper, was sich letztendlich auf Haut, Haare und Nägel auswirkt.

### Zusätze für die Gesichtsmaske

**Ätherische Öle:** Im Allgemeinen werden dem Heilerdebrei etwa 5–10 Tropfen beigegeben. Verschiedene Aromaöle, die zum Beispiel Geraniol und Pinen enthalten, werden durch Heilerde verändert (Carlsohn). Ob sie dabei unwirksam werden, ist nicht bekannt.

**Kräutertee:** Mit dem lauwarmen Kräutertee (ein Löffel auf eine Tasse Wasser) wird der Heilerdebrei angerührt. Wasserlösliche Stoffe (Tees) können gut in Verbindung mit Heilerde verwendet werden.

Sonstige Zutaten: nach Angabe. Fett und in Fett lösliche Stoffe werden zum Teil von der Heilerde gebunden.

**Kräutertee-Mischung:** Wenn nicht anders angegeben, werden zwei Teelöffel der Mischung mit 250 ml kochendem Wasser übergossen. Nach 10 Minuten abseihen und schluckweise trinken. Dreimal täglich eine Tasse über einen Zeitraum von zwei Monaten trinken, dann einen Monat aussetzen und die Kur erneut beginnen. Dieselbe Teemischung nicht länger als ein halbes Jahr verwenden, da die gegenteilige Wirkung oder ein Gewöhnungseffekt eintreten kann.

## Fettige und unreine Haut

Fettige und unreine Haut entsteht durch eine Fehlfunktion der Talg-
drüsen aufgrund falscher Ernährung, Stress, hormoneller Störungen,
Unverträglichkeit der Hautpflegemittel oder Stoffwechselstörungen.
Eine Heilerdemaske ist ein- bis zweimal wöchentlich zu empfehlen.

**Ätherische Öle:** Zitrone, Zeder, Minze, Rosmarin, Salbei, Tea tree oder
Lavendel
**Kräutertee:** Schafgarbe, Stiefmütterchen, Gänseblümchen, Kamille,
Arnika und Salbei
Der Heilerdebrei kann auch mit einem Apfelessig-Wasser-Gemisch 1 : 1,
Gurken- oder Zitronensaft angerührt werden. Zusätzlich kann ein Haut-
und Blutreinigungstee dazu beitragen, das Hautbild zu verbessern.
**Haut- und Blutreinigungstee:** Himbeerblätter 25 g, Brennnesselblätter
25 g, Johanniskraut 30 g, Schöllkraut 15 g, Erdrauch 20 g und Pfefferminze
15 g.

## Empfindliche Haut

Empfindliche Haut neigt zu Hautirritationen wie Rötungen, Juckreiz,
Brennen und Entzündungen. Falsche Pflegemittel können Auslöser
und Ursache sein. Aber auch ein Mangel an einem Vitamin, Mineral
oder Spurenelement, die Bauchspeicheldrüse oder die Psyche können
dazu beitragen, dass die Haut so empfindlich reagiert. Die Heilerdemaske sollte nicht ganz eintrocknen und nur einmal pro Woche bzw.
alle 10 Tage aufgelegt werden.

**Ätherische Öle:** Calendula, Geranie, Kamille
**Kräutertee:** Kamille, Melisse, Ringelblume, Johanniskraut, Lindenblüten
Dem Heilerdebrei können auch 1–2 Teelöffel Kamillenöl, Johanniskraut-
Öl, Aloe-Vera-Gel, Honig oder Quark beigemischt werden. Vitamin E (1000
I.E.) einmal täglich, Nachtkerzen- oder Borretschsamenöl und folgender
Tee, kurmäßig getrunken, helfen zusätzlich.

**Kräutertee bei empfindlicher Haut:** Brombeerblätter 30 g, Schafgarbe 30 g, Johanniskraut 25 g und Ringelblume 20 g.

## Trockene Haut

Der Hauttyp »Trockene Haut« ist meist angeboren. Auf die Verwendung der richtigen Pflegeprodukte ist zu achten. Zur Hautreinigung keine Seife, sondern Seifenersatz (Syndet) verwenden, um die Haut nicht unnötig zu reizen. Eine Heilerdemaske wirkt ausgleichend, sollte aber nur einmal pro Woche erfolgen und vor der vollständigen Trocknung abgenommen werden.

**Ätherische Öle:** Geranie, Lavendel, Kamille, Rose
**Kräutertee:** Kamille, Ringelblume
**Trockene, fettarme Haut:** Öle (Jojobaöl, Kamillenöl), Ei, Honig
**Trockene, feuchtigkeitsarme Haut:** Aloe-Vera-Gel, Honig, Avocado, Karottensaft

Um die Haut von innen zu unterstützen, sollte die Zufuhr an Vitamin A, Vitamin E und Nachtkerzen- oder Borretschsamenöl durch entsprechende Präparate erhöht werden. Nachtkerzenöl- und Borretschsamenöl enthalten sehr viel Gamma-Linolensäure (ungesättigte Fettsäuren), die für die Bildung der Prostaglandine, die wiederum viele Organfunktionen steuern, notwendig sind.

**Unterstützender Kräutertee bei trockener Haut:**
Kamille 15 g, Brennnessel 25 g, Schafgarbe 20 g und Ringelblume 20 g

## Reife, alternde Haut

Das Altern der Haut schreitet stufenförmig voran. Durch bestimmte Faktoren kommt es zu einer beschleunigten Alterung wie durch Fehlernährung, Rauchen, Alkohol, Schlafmangel oder extremes Sonnenbaden. Das Auftreten von Falten lässt sich mit einer gesunden Lebensweise herauszögern. Eine reichhaltige Heilerdemaske nährt, durchblutet und strafft die Gesichtshaut. Am besten einmal wöchentlich anwenden.

**Ätherische Öle:** Arnika, Rosmarin, Rose, Zypresse, Weihrauch, Ylang Ylang
**Kräutertee:** Lavendel, Rosmarin

Die Gesichtsmaske kann mit einem Eigelb, Honig, Quark, Aloe-Vera-Gel, Kamillenöl, Johanniskrautöl, Jojobaöl und Maiskeimöl angerührt werden. Nach der Maske kann das Gesicht mit Hagebuttenkernöl eingerieben werden, da dies zusätzlich regenerierend und Falten glättend wirkt. Als Radikalfänger hat sich die Einname von Vitamin C und Vitamin E jeweils 1000 i. E. pro Tag bewährt. Altersflecken sollen allein durch diese Mischung zum Verschwinden gebracht worden sein. Im Frühjahr und Herbst kann eine Trinkampullen-Kur mit Gelée Royal und Blütenpollen (zum Beispiel von Edel-Naturwaren) einen wahren Energieschub für Körper und Geist bewirken. Folgende Teemischung soll helfen, die Faltenbildung zu verlangsamen:

**Kräutertee bei faltiger Haut:** Löwenzahn 25 g, Brennnessel 25 g, Orangenblüten 20 g, Schafgarbe 20 g, Brombeerblätter 20 g und Pfefferminze 20 g

## Rote, erweitere Äderchen (Couperose)

Rote, erweiterte Äderchen treten häufig bei blasser und empfindlicher Haut auf und sind Zeichen einer Durchblutungsstörung. Extreme Hitze und Kälte, Sauna, Gesichtsdampfbad, starke Sonne und Wind am besten meiden. Sie wirken gefäßerweiternd und durchblutungsfördernd. Dasselbe gilt für Tee, Kaffee, Schokolade und Alkohol.

**Ätherische Öle:** Zypresse, Ringelblume, Palmarosa, Lavendel, Rose, Neroli

**Kräutertee:** Petersilie, Kamille, Lavendel

Die Gesichtsmaske kann mit Quark und Honig angerührt werden. Um eine starke Durchblutung zu vermeiden, darf die Maske nicht antrocknen. Ein feuchtes Tuch darüber gelegt, verhindert eine schnelle Trocknung. Zur Kräftigung der kapillaren Gefäße ist Vitamin C, Vitamin E und Kieselerde (Heilerde) zu empfehlen. Die Vitamine sind in Gemüse, Buchweizen, Hirse, Weizenkeimen und Zitrusfrüchten natürlich enthalten.

**Kräutertee bei Couperose:** Weißdorn 30 g, Rosmarin 10 g, Hibiscus 20 g, Malve 20 g, Kamille 20 g und Zinnkraut 20 g

## Zahnpflege

Heilerde, als Zahnpasta verwendet, nimmt zahnschädigende Stoffe und Bakterien auf. Zahnbelag und Zahnverfärbungen werden mild entfernt, ohne den Zahnschmelz anzugreifen. Dadurch werden Zahnfleischentzündungen und Mundgeruch verhindert. Tauchen Sie einfach eine feuchte Zahnbürste in das Heilerdepulver und reinigen Sie damit die Zähne und das Zahnfleisch. In dieser Form ist Heilerde auch die beste Zahnpasta für die ersten Zähne von Babys. Sie kann problemlos geschluckt werden, ohne schädlich zu sein. Diese Zahnpasta schmeckt ihnen sogar! Für Erwachsene gibt es inzwischen von vielen Firmen gebrauchsfertige Zahnpasta mit Heilerde (siehe Bezugsquellen).

## Haarpflege

Heilerde ist ein natürliches Reinigungs- und Pflegemittel. Fett- und Schmutzpartikel werden wie von einem Löschblatt aufgesaugt und abgespült. Die Oberfläche von Haar und Kopfhaut wird nicht angegriffen, und die natürliche Schutzschicht bleibt erhalten. Das Haar wirkt fester und ist nach dem Trocknen seidenweich, glänzend und füllig. Auf Dauer muss man es nicht häufig waschen, da die Heilerde reguliert, ohne zu stark zu entfetten. Die Durchblutung der Kopfhaut wird angeregt, aber nicht gereizt. Heilerde ist für jeden Haartyp geeignet.

**Heilerdeshampoo – zur Reinigung und Pflege**
Für die Haarwäsche stellt man einen sämig-flüssigen Brei her. Je nach Haarlänge braucht man 2–4 gestrichene Esslöffel und 1–2 Tassen lauwarmes Wasser oder Kräutertee. Die Mischung wird über das nasse Haar verteilt und sanft einmassiert. Nach etwa 30–60 Minuten Einwirkungszeit gründlich mit lauwarmem Wasser ausspülen. Bei fettigem Haar ist eine zweite Haarwäsche nötig, sonst reicht eine.

**Heilerdespülung – bei fettigem Haar oder Schuppen**
Es werden etwa 3 Esslöffel Heilerde in einen Liter Wasser oder Tee gerührt. Dieses Heilerdewasser wird nach dem Waschen als letzter Spülgang über das nasse Haar geschüttet. Die Spülung kann nach etwa 10 Minuten wieder ausgewaschen werden, wirkt aber intensiver, wenn sie im Haar belassen wird.

**Heilerdepackung – zur Pflege und bei Haar- oder Kopfhautproblemen**
Mit Kräutertee wird ein streichfähiger Heilerdebrei angerührt. Dieser Heilerdebrei wird mit einem breiten Pinsel in das gescheitelte, nasse Haar gestrichen. Danach wickelt man ein Handtuch wie einen Turban um den Kopf und lässt das Ganze etwa eine Stunde einwirken. Danach gründlich mit lauwarmem Wasser ausspülen und das Haar an der Luft trocknen.

126

## Zusätze für Shampoo und Packung

**Fettige Haare**
Ätherische Öle: Lavendel, Zitrone, Salbei, Zypresse, Zeder
Sonstiges: Gurkensaft
**Trockene Haare**
Ätherische Öle: Melisse, Geranie, Ylang Ylang
Sonstiges: ein paar Tropfen Ringelblumenöl
Schuppen: siehe Seite 88

## Heilerde-Fastenkur nach Heide Hahn

Im Altertum richteten sich die Menschen nach der Lehre der Gesunderhaltung, denn die aktive Verantwortung für den eigenen Körper sowie die Pflege von Körper-Seele-Geist gehörten zu den Aufgaben eines jeden Menschen. Ziel war eine möglichst hochwertige Lebens- und Gesundheitskultur. So war das regelmäßige Heilfasten zur Reinigung von Körper und Geist fest verankert. Berühmte Ärzte des Altertums empfahlen schon damals Heilerde zur Entgiftung des Körpers, bei Verdauungsstörungen und vielen anderen Erkrankungen.

### Uns fehlen Vitalstoffe

Auch heutzutage gehören Fasten mit Heilerde und gezielte ernährungstherapeutische Maßnahmen zu den wissenschaftlich anerkannten Naturheilverfahren. Die »Renaissance« des Fastens und gezielter Ernährungstherapien basierte nicht auf dem Bedürfnis nach innerer Regeneration, sondern entwickelte sich in erster Linie aus der Erkenntnis heraus, dass zahlreiche Zivilisationserkrankungen eindeutig ernährungs- und lebensbedingt sind. Fehl- und Mangelernährung stehen heutzutage eindeutig für Überernährung. Dieses Überangebot an Nahrungsmitteln in unseren Wohlstandsländern existiert erst seit etwa 40 Jahren. Früher diente die Nahrungsaufnahme der Energie- und Nährstoffversorgung. Heutzutage ist die Nahrungsaufnahme in erster Linie durch Überfluss und Genusssucht geprägt. Zucker, Auszugsmehle und Fabrikfette dominieren unsere Zivilisationskost, Vital-stoffe und Faserstoffe (so genannte Ballaststoffe) sind Mangelware.

Um den aus diesen Ernährungsfehlern resultierenden Erkrankungen erfolgreich entgegenzuwirken, stellen das Heilerde-Fasten und eine anschließende, grundlegende Ernährungstherapie eine sinnvolle, un-terstützende Maßnahme dar. Natürlich ist Heilfasten kein Ersatz für die klinische Medizin. Niemand kann heute auf die Errungenschaften der verschiedenen medizinisch-wissenschaftlichen Forschungsein-richtungen verzichten. Bei der Prävention oder der Behandlung chro-nischer Erkrankungen kann das Fasten mit Heilerde allerdings bisher ungenützte Ressourcen aufschließen und die klinische Medizin wirk-sam unterstützen und ergänzen. Heilfasten mit Heilerde = Therapie, Prophylaxe und Rehabilitation!

### Wie wirkt die Heilerde beim Fasten?

Durch das ausgeprägte Bindevermögen der Heilerde wird überschüs-sige Magensäure neutralisiert, Gallensäuren, Stoffwechselprodukte, Darmgifte und Bakterien werden gebunden und über den Darm aus-geschieden. Deshalb empfehle ich auch während der ganzen Fastenzeit den täglichen Einlauf mit Heilerde und das Trinken von in Wasser auf-gelöster Heilerde.

### Was ist Fasten?

• Fasten ist das Leben aus körpereigenen Nahrungsdepots. Fasten be-deutet, dass der Organismus durch innere Ernährung und Eigensteue-rung weitgehend autark ist.

• Fasten ist eine Verhaltensweise von selbstständigen Menschen, die sich frei entscheiden können.

• Fasten betrifft den ganzen Menschen, jede einzelne Körperzelle, seine Seele und seinen Geist.

• Fasten ist die beste Gelegenheit, in Form zu bleiben oder wieder in Form zu kommen. Außerdem hilft es jedem Menschen, seine Lebens-weise, falls nötig, zu ändern.

## Was ist Fasten nicht

- Fasten ist nicht hungern.
- Fasten hat nichts zu tun mit Entbehrung und Mangel.
- Fasten bedeutet nicht »weniger essen«.
- Fasten meint nicht: Abstinenz von Fleisch am Freitag – das wäre nur Verzicht.
- Fasten hat nichts mit Religion zu tun.
- Falls eine Erkrankung vorliegt, sollten Sie nur unter der Aufsicht eines Arztes oder eines Fastentherapeuten fasten. Fasten in der Gruppe, mit der Familie, mit Freunden oder Gleichgesinnten bringt eine Erleichterung.

## Wo Fasten nicht angebracht ist

In der Schwangerschaft und bei folgenden Erkrankungen sollten Sie auf eine Fastenkur verzichten: Krebs, MS, Osteoporose, Morbus Alzheimer, Leberzirrhose, Schilddrüsenüberfunktion, Dialysepatienten, schwere Autoimmunerkrankungen, schwere psychische Erkrankungen, Zöliakie und Sprue, aktive progressive Tuberkulose.

## Die Grundregeln des Fastens

- Nichts essen, nur trinken: Tee, Gemüsebrühe, Obst- oder Gemüsesäfte, Wasser (ohne Kohlensäure), mehr als der Durst verlangt.
- Alles weglassen, was nicht lebensnotwendig, was zur Gewohnheit geworden ist und dem Körper schadet: Nikotin, Alkohol, Süßigkeiten, Kaffee und Medikamente, soweit entbehrlich – auf keinen Fall Entwässerungstabletten, Appetitzügler und Abführmittel.
- Alle Ausscheidungsorgane unterstützen: den Darm mit Heilerde-Einläufen (täglich), Glaubersalz, Sauerkrautsaft, Bauchmassage; die Niere durch mindestens drei Liter Flüssigkeit pro Tag; die Leber mit Heilerdewickeln (täglich); die Lunge durch Bewegung, Atemübungen oder Sport; die Haut durch Schwitzen, Trockenbürstungen und besonders liebevolle Pflege.

- Sich vom Alltag lösen: Heraus aus beruflichen und familiären Bindungen. Weg vom Terminkalender und dem Telefon. Verzicht auf Illustrierte, Radio, Fernsehen. Bewusst den eigenen Körper wahrnehmen und in sich gehen.
- Tun Sie das, was dem Körper gut tut und wonach er verlangt: schlafen, wandern, Sport treiben, schwimmen, lesen, gute Musik hören, meditieren, tanzen, malen, töpfern.

### Fasten- bzw. Reinigungskrisen

Es handelt sich um Ausscheidungskrisen, bei denen größere Mengen an abgelagerten Giften aus Binde- und Fettgewebe in den Kreislauf gelangen. Sie treten meist bei längeren Kuren auf und vor allem bei Menschen, die mit Medikamenten oder anderen Giften belastet sind.

Bei **Sodbrennen oder Blähungen:** Siehe Seite 66 und 107.

Bei **Schlafstörungen:** Für warme Füße sorgen, Lavendel- oder Baldriantee.

- Bei **depressiver Verstimmung:** Johanniskrauttee.
- Bei **Kreislaufbeschwerden:** Füße hochlagern, kneippen, Schwarztee.
- Bei **Muskelschwäche, Krämpfen, Kribbeln:** Zwei- bis dreimal täglich einen Teelöffel Heilerde einnehmen, denn Heilerde enthält Kalium, Kalzium und Magnesium. Zusätzlich kneippen.
- Bei **Hungergefühl:** Es tritt meist nur in den ersten beiden Tagen auf. 1–2 Teelöffel Heilerde in einem Glas auflösen und schluckweise trinken.
- Bei **Kopfschmerzen:** Siehe Seite 87. Trinkmenge kontrollieren! Der Urin muss hell sein. Heiße Heilerdekompresse in den Nacken und eine kalte auf die Stirn! Für warme Füße sorgen mit einem ansteigenden Heilerdefußbad.
- Bei **Mundgeruch:** Siehe Seite 97. Mund öfter mit Heilerdewasser spülen, den Belag der Zunge mit einem kleinen Löffel abstreichen.

Auf keinen Fall die Kur abbrechen!

Ein weiteres Problem können Stimmungsschwankungen darstellen – aber natürlich nur, wenn Sie eines daraus machen. Es kommt parallel zur körperlichen Entgiftung, man kann fast sagen, zu einer psychischen Entgiftung. Melancholische Stimmungen können mit euphorischen wechseln. Die Träume werden anders. Auch im sexuellen Bereich gibt es gewisse Schwankungen. Die Bedürfnisse können zeitweise verstärkt oder abgeschwächt sein – auch hier wird sich nach dem Heilfasten eine Harmonisierung einstellen. Deutliche Veränderungen sind auch bei der Periode möglich. Einerseits kann sie früher und intensiver als erwartet einsetzen. Andererseits kann sie besonders lange auf sich warten lassen. Durch regelmäßige, jährliche Fastenkuren wird eine »schwierige Periode« langfristig oft harmonisiert und unter den strengen zyklischen Charakter der Mondgöttin mit ihren 28 Tagen zurückkehren. Die erhöhte Fruchtbarkeit nach Fastenkuren wäre noch erwähnenswert.

Viele Menschen mit Übergewicht beklagen sich darüber, dass sie nach dem Fasten schnell wieder ihr Ausgangsgewicht erreicht haben bzw. sogar mehr an Gewicht auf die Waage bringen als vorher: Hier hat der so genannte Jo-Jo-Effekt zugeschlagen. Der Körper hat zwar gelernt zu sparen, nicht aber der Besitzer des Körpers. Eine Ernährungsumstellung ist unumgänglich. Haben Sie Geduld, und gehen Sie in kleinen Schritten in die neue Lebensphase. Wer seine Lebensaufgabe gefunden hat, wer sich in der richtigen Weise liebt und anerkennt, wird auch die Kraft entwickeln, schlechte Essgewohnheiten abzulegen.

Sollten Sie sich für eine Heilfastenkur entscheiden, so bleiben Sie konsequent, genießen Sie die Fähigkeit, Verzicht und Disziplin zu üben; so könnten diese Tage für Sie die erfolgreichsten im Jahr sein.

## Heilerde für Tiere

In der Zeitschrift »Geo« 02/92 wurde über das Verhalten der Tiere bei Verletzungen folgender Bericht mit dem Titel »Tiere kurieren sich selbst« veröffentlicht:

»Während A. S. Parihar, Direktor des indischen Kanha-Nationalparks, aus sicherem Versteck zwei Tiger bei der Paarung beobachtet, entdeckt er plötzlich an einem der Tiere eine Verletzung oberhalb der linken Schulter – möglicherweise Folge des ungestümen Liebesspiels. Nach dem Akt kratzt sich die lädierte Großkatze mit der linken Hinterpfote an der Wunde, die sich noch verschlimmert. Daraufhin trabt das Tier zum nächsten Wasserloch, nimmt nacheinander Boden und Wasser ins Maul, kaut die Mischung durch und spuckt sie zu Boden. Schließlich wälzt es sich so darin, dass die Paste die Wunde abdeckt. Diese Beobachtung ist nicht der einzige Fall von Selbsttherapie im Tierreich. Viele Arten pflegen ihre Wunden – und wenden dabei Behandlungen an, die einem instinktiv medizinischen Wissen zu entspringen scheinen. Lehm beispielsweise kann Schad-, Gift- und also auch therapeutische Wirkstoffe aufnehmen. Deshalb wird er von Menschen seit alters als innerlich und äußerlich anzuwendendes Naturheilmittel (»Heilerde«) geschätzt …«

### Heilerde liefert Mineralien und beugt Krankheiten vor

Unsere Haus- und Hoftiere sind dem natürlichen Lebensraum entfremdet und haben leider oft nicht mehr dieses instinktive Gespür für die Möglichkeiten, sich selbst zu helfen. Die Gesundheit des Tieres liegt deshalb in der Hand des Menschen. Heilerde entfaltet als natürliches Mittel ihre Kräfte und Wirkungen auch beim Tier. Zur Vorbeugung von Erkrankungen und zur Deckung des Mineralienbedarfs gilt für Tiere folgende Dosierung:

Katzen und kleine Hunde eine Messerspitze; mittlere Hunde ein gestrichener Teelöffel; große Hunde ein Teelöffel; Großtiere wie Pferde und Kühe ein gestrichener Esslöffel ins Trinkwasser oder Fressen mischen. Bei akuten Erkrankungen wird die Dosierung verdoppelt! Äußerlich wird sie wie beim Menschen angewendet. Die Auflagen und Umschläge müssen jedoch besonders stabil befestigt werden, und das Tier sollte sich während der Behandlung möglichst ruhig verhalten. Dies ist nicht immer leicht, doch mit etwas Übung und Einfühlungsvermögen gelingt es sicherlich. In einigen Ländern werden schwerkranke Tiere am ganzen Körper mit einem Gemisch aus Heilerde und Essig beschmiert oder dazu gebracht, sich in Schlamm zu baden.

## Heilerde für Pflanzen

Pflanzen, ob im Zimmer oder Garten, sind auf eine »gute Erde« angewiesen. Aus ihr gewinnen sie die lebensnotwendigen Nährstoffe. Ist die Erde leer, reichen auch Wasser und Sonne nicht aus, sie am Leben zu erhalten. Die Pflanze geht ein.

Mit etwas Heilerde im Gießwasser wird das Wasser weicher, und die Pflanzen erhalten die zum Gedeihen notwendigen Mineralien und Spurenelemente. Schädigende Stoffe aus dem Leitungswasser und der Erde werden gebunden und das Säure Basen-Verhältnis wird ausgeglichen. Die Pflanzen wachsen kräftig und sind gegen Krankheiten und Schädlinge widerstandsfähiger.

Um ein Heilerde-Gießwasser zuzubereiten, verrühren Sie einen Teelöffel Heilerde mit 2 Litern Wasser.

### Schnittblumen

In eine kleine Vase gibt man eine Messerspitze Heilerde. Ohne den Heilerdezusatz werden das Wasser und Blumenstiele nach 2 Tagen faulig. Mit Heilerde dauert dieser Prozess mindestens doppelt so lange, und die Schnittblumen bleiben länger frisch.

### Umtopfen

Für einen kleinen Blumentopf vermischt man 1–2 Teelöffel Heilerde mit der dafür benötigten Blumenerde. Heilerde verhindert Moos- und Schimmelbildung.

### Stecklinge

Stecklinge werden in einen Heilerdebrei getaucht und sofort eingepflanzt.

**Bäume**

Die Stelle eines abgebrochenen oder abgeschnittenen Astes kann man mit einem Heilerdepflaster »verarzten«. Ein dicker Heilerdebrei wird aufgestrichen und mit einem Baumwollstoff bis zur Heilung fixiert.

**Kompost**

Heilerde (auch gebrauchte) kann dem Kompost beigegeben werden. Sie dient als Katalysator und fördert die Bildung von Humus und Kohlenstoff.

**Dünger**

Heilerde verbessert die Qualität des Bodens und ersetzt deshalb einen chemischen Dünger. Ein zu saurer Boden kann durch sie neutralisiert werden.

# Anhang

## Allgemeine Hinweise

Bis heute wurde noch nie von einer Schädigung durch Heilerde berichtet. Das setzt einen vernünftigen und sachgemäßen Gebrauch voraus. Nicht zu vergessen: Vor der Therapie muss immer die richtige Diagnose gestellt werden. Die Krankheitsursache muss gefunden und behandelt werden. Weiß man, woran man ist, sollte man jeder Krankheit und sich selbst die Chance geben, mit natürlichen Mitteln aus eigener Kraft zu heilen bzw. gesund zu werden.

• Die Heilerdebehandlung lässt sich gut mit anderen Naturheilverfahren verbinden, doch sollten zwischen der Einnahme von Medikamenten (chemischen, pflanzlichen oder homöopathischen) und Heilerde-Applikationen etwa 1–2 Stunden Zeit liegen. Die Wirkung der Medikamente kann durch die Heilerde aufgehoben werden.

• Bei Bluthochdruck, Verstopfung und Neigung zu Darmverschluss muss Heilerde vorsichtig eingenommen werden (Erstverschlimmerung). Heilerde ist aber so wirksam, dass auch wenig genügt ($\frac{1}{2}$–1 Teelöffel täglich)!

• Durch die Einnahme von Heilerde kommt es zu einer vermehrten Ausscheidung von Stoffwechselprodukten und nicht verwertbaren Mineralien wie Eisen (3+). Dadurch kann sich der Stuhl verfärben, was ganz normal ist.

• Da Heilerde nicht nur am Ort des Geschehens wirkt, kann sich das Krankheitsbild am Anfang vorübergehend verschlechtern. Durch die Umstellung des Organismus werden Toxine aus dem ganzen Körper gelöst. Das kann zu einer Art Erstverschlimmerung führen, welche auch in der Homöopathie als Indikator einer Heilungsreaktion gilt.

• Heilerde immer mit sehr viel Flüssigkeit, am besten Wasser, einnehmen. Die wasserlöslichen Mineralien können dadurch vom Körper besser aufgenommen werden, und die Wirksamkeit der Heilerde selbst wird erhöht.

- Äußerlich angewendete Heilerde nur einmal verwenden und dann wegwerfen! Sie ist mit Ausscheidungsprodukten (Sekreten, Ausdünstungen, Stoffwechselgiften) und Keimen versetzt und hat ihre Dienste getan.
- Vorübergehende Hautrötungen, Flecken oder Hautausschläge können durch die vermehrte Durchblutung sowie Ausscheidung von säurehaltigen Körpergiften auftreten. Sie sollten als positives Zeichen gewertet und nicht unterdrückt werden. Es wäre von Vorteil, die Behandlung in Absprache mit einem Therapeuten weiterzuführen. Hautrötungen aufgrund eines Feuchtigkeits- oder Fettverlustes der Haut können mit einer guten Hautcreme oder -öl ausgeglichen werden. Bei empfindlicher Haut dem Heilerdebrei etwas Hautöl beigeben bzw. nicht direkt auf die Haut aufbringen, sondern etwas Verbandgaze oder ein Kleenextuch dazwischenlegen.
- Keine Langzeitbehandlung mit überdosierter Heilerde. Nach der Anreicherung mit Magensäure bindet Heilerde im Dünndarm etwa 75 % ihres Gewichts an ungesättigten Fettsäuren. Es könnte zu einer Entfettung des Dünndarms kommen.
- Vorsichtshalber kein Handwerkszeug aus Metall (Metalldosen, Metalllöffel) verwenden. Durch die chemische Reaktion (Oxidation) könnte die Wirkung der Heilerde beeinträchtigt werden.
- Da Heilerde auch Gerüche aufnimmt, sollte sie in einem gut verschließbaren Gefäß aufbewahrt werden.
- Auf Hygiene achten! Die verwendeten Tücher nach jedem Gebrauch waschen (95 °C). Zur Desinfektion können dem Waschpulver etwa 30 Tropfen Teebaumöl beigegeben werden.
- Um das energetische Gleichgewicht des Körpers nicht durcheinander zu bringen, als Laie nie mehrere Anwendungen gleichzeitig vornehmen! Weniger ist oft sehr viel mehr!
- Für Kinder bis zum 12. Lebensjahr gilt die halbe Dosierung. In Tee oder Brei verrührt gibt es keine Probleme bei der Einnahme. Bei Säuglingen muss die äußere Anwendung vorsichtig durchgeführt werden, da die Haut noch sehr empfindlich ist.
- Während der Menstruation ist von Heilerdewickeln auf dem Bauch abzuraten.

# Bezugsquellen und Darreichungsformen

**Luvos Heilerde,** Heilerde-Gesellschaft, Luvos Just GmbH & Co,
Otto-Hahn-Straße 28, D-61381 Friedrichsdorf,
Telefon +49 (0)6175 9323-0, www.luvos.de
Luvos Heilerde ist in Apotheken, Reformhäusern und Drogerie-
märkten erhältlich:

– Luvos Heilerde ultrafein (200 g, 380 g, 750 g, Portionsbeutel): Sehr
feines Heilerdepulver zur inneren Anwendung bei säurebedingten
Beschwerden wie Sodbrennen, Durchfall usw. sowie für Mundspülungen, zum Gurgeln und als Puder verwendbar.

– Luvos Heilerde Kapseln (40, 60, 100 Stück): Enthalten Heilerde
ultrafein. Ideal zum Mitnehmen und für die Reise.

– Luvos Heilerde 1 fein (200 g, 480 g, 950 g): Feines Heilerdepulver
zur inneren Anwendung bei säurebedingten Erkrankungen wie Sodbrennen, Durchfall usw. sowie für Mundspülungen, zum Gurgeln
und als Puder verwendbar.

– Luvos Heilerde 2 hautfein (480 g, 950 g, 4200 g): Zur äußeren
Anwendung in Form von Umschlägen, Packungen, Verbänden,
Spülungen, Bädern und Gesichtsmasken.

– Luvos Heilerde mikrofein (380 g und Kapseln, 40 Stück):
Durch ein neues, besonders schonendes Ultraschallverfahren wird
der naturreine Löss mikrofein gemahlen und gesiebt, so dass er
ein besonders hohes Bindungsvermögen erhält.

Luvos Naturkosmetik:
– Luvos Heilerde Gesichtsmaske + Jojobaöl (Einzelbeutel und
Packung mit 10 Beuteln): Fertige Mischung zum sofortigen Gebrauch
zur Pflege und Reinigung der Haut.
– Luvos Pulver-Masken zum Selbstanrühren mit Wasser: Feuchtig-
keitsmaske, Anti-Stress-Maske, Anti-Aging-Maske.
– Luvos Creme-Masken gebrauchsfertig zubereitet: Feuchtigkeits-
maske mit Heilerde und wertvollem Mandelöl, Anti-Aging-Maske

mit Heilerde und pflegendem Sojaöl, Soft-Peeling-Maske mit Heilerde und hautsympathischem Pfirsichkernöl.
– Luvos Heilerde aufbauendes Gesichtsfluid mit Aprikosenkernöl: Ideal nach jeder Luvos Maske
– Luvos Heilerde Waschcreme mit Traubensilberkerze für jeden Hauttyp: Reinigt mild und porentief, ohne die Haut auszutrocknen. Wichtige Vorbereitung für die Pflege der Haut.
– Luvos Heilerde Gesichtswasser mit ultrafeiner Heilerde: Sanft klärend, erfrischend und seidig mattierend für jeden Hauttyp.

Salus Heilerde, Salus-Haus, Natur-Arzneimittel, Inh. Otto Greither, D-83052 Bruckmühl (Obb.), Telefon +49 (0)8062 8010 Salus Heilerde ist als 250-g-Packung im Reformhaus in einer Stärke erhältlich.

Argiletz Grüne Tonerde, Siegfried Bachert Import, Tonerdeprodukte, Rossertweg 8A, D-65817 Eppstein a. Ts., Telefon +49 (0)6198 588271, www.argiletz.de
Argiletz Grüne Tonerde ist im Spezialversand und in Naturkosmetikläden in verschiedenen Formen erhältlich:
– Granulierte Tonerde: Zur äußeren Anwendung.
– Ultrafeine Tonerde (ventiliert): Puderfeines Pulver zur inneren und äußeren Verwendung.
– Gebrauchsfertige Tonerde: Fertiges Tonerde-Quellwasser-Gemisch zur sofortigen inneren und äußeren Anwendung. Die Paste ist in der Tube oder im Topf erhältlich.

Schindele's Mineralien, Robert Schindele GmbH, Kicking 18, A-3122 Gansbach, Telefon +43 (0)2753 289, www.mineralien.co.at
Das Gesteinsmehl kann bestellt werden.
– Schindele's Mineralien: Das Original! Dose mit 1000 g Pulver.
– Schindele's Mineralien 400er-Kapseln
– Schindele's Mineralien 160er-Kapseln

- Peeling-Seife mit Schindele's Mineralien und Leinsamen
- Schindele's Mineralien Seife

**Aion A, Würenloser Heilgesteinspulver,** Emma Kunz Zentrum, Steinbruchstraße 5, CH-5436 Würenlos, Telefon +41 (0)56 424 20 60
Das Würenloser Heilgesteinpulver gibt es in einem Feinheitsgrad und mehreren Packungsgrößen. Anton C. Meier, Gründer und Leiter des Emma Kunz Zentrums, bietet jeden Donnerstag ein Tagesseminar über das Heilmittel Aion A und dessen Geschichte und Hintergrund an. Das Emma Kunz Museum und die Grotte können gegen Voranmeldung täglich, außer Donnerstag, Sonntag und allgemeinen Feiertagen, kostenlos besucht werden.

**Anliker Lehm,** Delibon AG, CH-4657 Dulliken, Telefon +41 (0)62 295 46 66
Anliker Lehm, sandfreies Lehmpulver, ist in zwei Feinheitsgraden für den innerlichen und äußerlichen Gebrauch als Packung 500 g und 900 g erhältlich.

**Weiße und Grüne Naturerde Naturgarten,** Naturgarten, A-8462 Gamlitz, Telefon +43 (0)3453 4846-0, www.naturgarten.com
Naturgarten Weiße und Grüne Naturerde ist in Naturkostläden und im Internetversand in verschiedenen Packungsgrößen erhältlich:
- Naturgarten Grüne Naturerde: 350 g im Glas und 1 kg im Beutel.
- Naturgarten Weiße Naturerde: 200 g im Glas und 1 kg im Beutel.

**Terra Natura grüne Mineralerde,** Jatex & Technik Handels GmbH, Hammerwerkstraße 9, D-76327 Pfinztal, Telefon +49 (0)7240/94300-20, www. terranatura.de

Terra Natura ist in Reform- und Naturkostläden in folgenden Darreichungsformen erhältlich:
- Terra natura grüne ultrafeine Mineralerde: 325-g-Schachtel und 1000-g-Nachfüllpackung.
- Terra natura grüne Mineralerde mikrofein, aktiviert: 40-g-Probierpackung, 300-g-Dose und 800-g-Nachfüllpackung.
- Terra natura grüne Mineralerde Kapseln: 120 Stück und 50 Stück, je 600 mg Vegikaps.
- Terra natura grüne Mineralerde Zahncreme biodent Basic und biodent vital.
- Mineral Beauty Masque (400-g-Dose): Zur Reinigung, Pflege, Straffung und besseren Durchblutung der Haut.

**Bullrich's Heilerde,** Delta pronatura, Kurt-Schumacher-Ring 15–17, D-63329 Egelsbach, Telefon +49 (0)6103 4045-0, www.deltapronatura.de
Bullrich's Heilerde ist in Apotheken und Drogeriemärkten erhältlich.
- Bullrich's Heilerde Nr. 1 (250 g und 500 g): Pulver zum Einnehmen.
- Bullrich's Heilerde Nr. 2 (250 g und 500 g): Pulver zum Auftragen.
- Bullrich's Heilerde Kapseln (48 und 96 Stück)
- Bullrich's Heilerde Gesichtsmaske (15 ml): Gebrauchsfertig zum Auftragen.
- Bullrich's Heilerde Paste (200 ml und 200 ml inkl. Spatel und Schwamm): Gebrauchsfertig zum Auftragen.

## Kurhäuser

### Kurhaus Dhonau

Zentrum für klassische Naturheilverfahren und traditionelle
chinesische Medizin, D-55566 Bad Sobernheim,
Telefon +49 (0)6751 9339-0
Das Kurhaus Dhonau bietet verschiedene Kuren an, unter
anderem die Felke-Kur, 14 Tage Darmregeneration, 14 Tage für
das Immunsystem, Mondfasten.

### Felke-Kurhaus Menschel

Sanatorium für Naturheilverfahren, D-55566 Felke-Heilbad Bad
Sobernheim/Meddersheim, Telefon +49 (0)6751 85-0
Das Felke-Kurhaus Menschel bietet Ganzkörper-Lehmbehand-
lungen, Heilfasten und naturgemäße Ganzheitsmedizin an.

## Weitere hilfreiche Adressen

### Stuhluntersuchungen

Fachlabor für diagnostische Mikrobiologie, Labor Dr. Hauss,
D-24340 Eckernförde, Telefon +49 (0)4361 3411

### Naturseife

Naturheilpraxis Monika Mayer, Planegger Str. 29,
D-81241 München, Telefon +49 (0)89 896 200 84,
www.ganzheitliche-schoenheit.de

### Spezialsalbe bei Pilzinfektionen

Naturheilpraxis Monika Mayer, Planegger Str. 29,
D-81241 München, Telefon +49 (0)89 896 200 84,
www.ganzheitliche-schoenheit.de

# Literatur

Abehsera, Michael: Heilerde, Goldmann Verlag, München 1988

Geiss, Heide Marie Karin: Mineralstoffe und Spurenelemente,
Econ Taschenbuch Verlag, Düsseldorf und Wien, 1994

Huntziger, Jean: Grüne Tonerde. Eine Gesundheits-Geschichte, Siegfried-
Bachert & Jean Huntziger Tonerdeprodukte, Hofheim a. Ts.

Jung, H./Meyer, E. : Heilerde – Anwendung und Wirkung, Hippokrates
Verlag Stuttgart, 1957

Kahlke, Hans Dietrich: Das Eiszeitalter, Aulis Verlag Deubner & Co., Köln, 1981

Kaiser, Josef H. (Hrsg.): Das große Kneipp Buch. Handbuch der naturgemäßen
Lebens- und Heilweise, Ehrenwirth Verlag, München, 1975

Gerhard, Leibold: Heilerde – Wirkungen, Heilanzeigen und richtige
Anwendungen, Econ Taschenbuch, Düsseldorf, 1988

Meier, Anton C.: Emma Kunz 1892–1963, Baden Verlag, CH-5400 Baden, 1994

Schindele, Robert: Schindele's Mineralien. Mit 34 Mineralstoffen für Mensch,
Tier und Natur, Ennsthaler Verlag, Steyr, 1988

Scholz, Heinz: Mineralstoffe und Spurenelemente, Hippokrates Verlag,
Stuttgart, 1985

Nöcker, Rose-Marie: Gesund werden aus der Kraft der Natur, Wilhelm Heyne
Verlag, München, 1985

Olesch, Bernd: Naturheilkunde vor Gericht, Der Deutsche Apotheker, Heft 5,
Mai 1993

## Weiterführende Literatur

Hellmiss, Margot und Scheithauer, Falk: Natürlich behandeln mit Heilerde,
München: Südwest Verlag 1999

Knishinsky, Ran: Die Lehmkur. Den Körper entschlacken und reinigen
mit Heilerde, München: Goldmann 1999

Mayer, Johannes Gottfried und Englert, Katharina: Ton-Heilerde.
Terra Armena. Die Wiederentdeckung eines alten Mittels zur inneren
Reinigung, München: Hugendubel 2007

# Register der Anwendungen